「心の声」を
聴いてみよう！

発達障害の子どもと親の心が軽くなる本

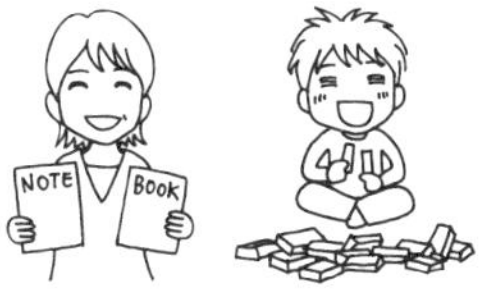

東京女子大学教授
臨床心理士
前川あさ美 著

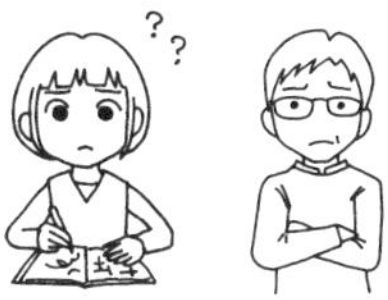

講談社

はじめに

子どものことがわからない、子どもについて気づけていないことがあるのではないか、子どもをもっと好きになりたい、そんなことを思っている保護者がいるでしょう。この子にこんな魅力があるのにもったいない、どのような支援をすればこの子はもっと社会に適応できるだろうか、保護者と子どもの関係を改善することはできないだろうか、そんなことを思案する支援者（担任、保健師、心理士、医師等）もいるでしょう。また、自分って何かおかしい、自分は一体どうなってしまうんだろうと不安を抱えている子どもたちもいるかもしれません。

そうした保護者、支援者、そして周囲にいる人たちが、目の前の子どもに今以上に関心をもち、一緒に生きていくことが負担ではなくなるように、また、当の子ども自身が自分について理解を深め、自分を好きになれるように願ってこの本を書きました。

私は臨床心理士で、都内の病院やカウンセリングセンター、また、大学の心理臨床センターなどに勤務してきました。これまで、発達障害やその傾向がある子どもたち、および保護者、きょうだい、さらには彼らの幼稚園や保育園の担任や、学校の教員、地域の支援者たちから相談を受けてきました。臨床活動は四半世紀を過ぎたため、幼稚園の時に出会った子どもが今は社会人で、家族をもっているというようなケースもあります。

本書の主人公は発達障害（コラム1参照）の中でも特に広汎性発達障害の子どもたち、また、診断はされていないけれどその傾向がみられる子どもたち（自閉症スペクトラムといわれます。コラム2参照）、そして、彼らの保護者です。彼らの心の声の一部を紹介しています。これらの声は、カウンセリングルームや彼らの生活の場で言葉によって直接届けられたものや、うまく言葉にならないものの態度や行動によって間接的に届けられたものです。そうした声に現れた体験はひとりひとり違うので、発達障害やその傾向がある子どもが読むと、自分はそんなふうに感じていない、ちょっと違うということもあるでしょう。一方で、読者の中には、そういう気持ちを抱いていたのは私だけではなかったんだと思われる人がいるかもしれません。

本書を読む人は、彼らの心の声にまずは静かに耳を傾けてください。そして、彼らがどのような体験をしているかに目を向けてください。「おかしい」「変だ」と評価することはやめましょう。また、理解を急ぐ必要もありません。ひとりひとり異なる困難さを抱えて生きている彼らから、「教わる」体験を大切にしてほしいと思います。

そのうえで、「彼らと生きるヒント！」を読んでみてください。これは、子どもたち自身がよりよく生きるために奮闘したこと、保護者や支援者たちが工夫したこと、私が彼らと一緒に試してみたことをまとめたものです。決して「正解」とか、「こうすべきなんだよ」というものではありません。ある子どもにうまくいったことが、他の子どもにも同様にうまくいくというわけではないのです。それが「多様性」です。それが彼らの魅力です。

今、目の前の子どもを助けたくて、「どう関わるか」についての答えをすぐにでも得たいと思っている保護者や支援者は多いでしょう。しかし、関わり方が初めにあるのではなく、まず何よりも、唯一の存在である目の前の子どもの姿や子どもの体験に耳を傾けるということが不可欠であることを忘れないでください。彼らについて「もっと知りたい」「そんな体験していたんだ」という関心と、理解をしていきたいという思いを深めることで、日常における具体的な関わりや支援の方向を「あなた流」に探っていってほしいと思っています。

この本は、発達障害やその傾向がある子どもや彼らの保護者の心が少しでも「軽くなる」ことをめざすものです。でも、「軽くなる」は、決して「悩みがなくなる」というものではありません。「悩む」力はとても大事な生きる力です。この力が、私たちの想像力を鍛え、自分に欠けているものを気づかせ、他者と自分をむすびつけ、つなげていくのです。ですから、この本に登場するたくさんの声やヒントが、こうした子ども、保護者、支援者、さらには彼らと一緒に生きていく周辺の人たちをむすびつけ、一緒に考えたり、ともに試したりして「悩む」ことを、安心して経験できるようにしてくれたらと思うのです。多様性を理解しながら生きていく力を育んでいけたらと思っています。

発達障害にはいろいろな子がいます！

電車の音を聞くだけで、何線の何系かということがわかるんだ

「顔見たら、相手が嫌がってるってわからないの？」って先生に怒られたけど、どういうのが嫌がっている顔なの？

授業中、じっとしているなんてムリ！　変な気分になるから。椅子をガタガタ揺らしたら、先生に怒られちゃった

忘れものが多いって言われる。宿題はしたのに、提出するのを忘れて、かばんの中にくしゃくしゃのままってこともある

「これこれをしなさい」って言われてもすぐに動けないのは、言われていることがわからないんじゃないんだ。すぐには具体的に動けないんだよ

惑星のことに夢中になったら、二晩くらい徹夜しちゃうんだ

運動神経が悪いのかな。回れ右がみんなみたいにできない。縄跳びもどうしてもうまく跳べない

電話で相手の名前を聞いても、受話器を置くときはもう覚えていない。メモを取りながら聞けばって言われるけど、それをするのはぼくにはむずかしい

COLUMN 1

発達障害って？

自閉性障害（自閉症）・アスペルガー障害が含まれる広汎性発達障害（PDD）と注意欠如／多動性障害（ADHD）、学習障害（LD）を含めて発達障害といいますが、これらの症状は重なりあっていることが多いです。アスペルガー障害や学習障害は基本的に知的障害がありません。自閉性障害の中には、高い知能を示すものと知的障害があるものとがいます。障害（Disorder）のDではなく、多様性（Diversity）のDや、違い（Difference）のDという視点で理解していきたい子どもたちです。

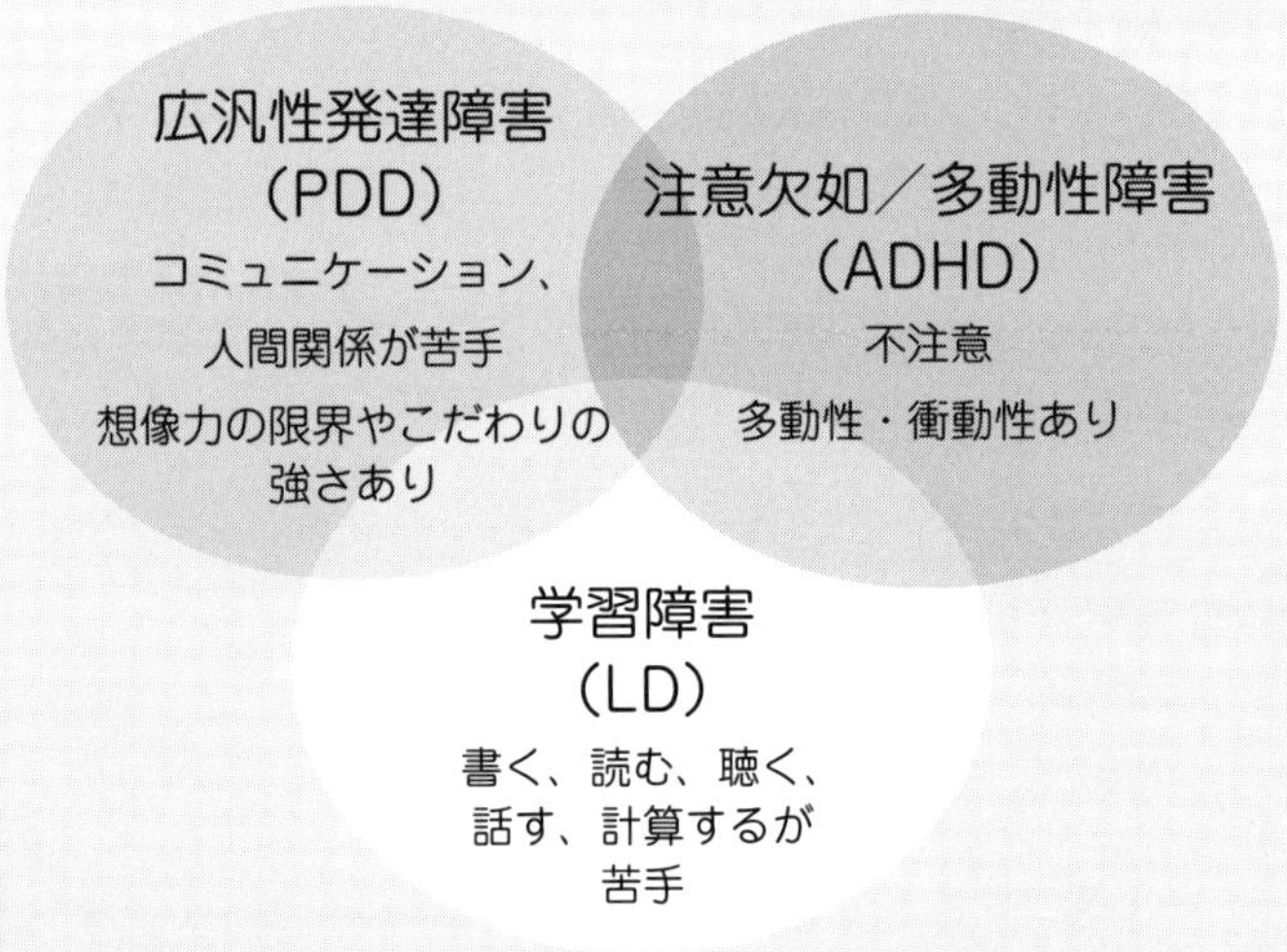

COLUMN 2

自閉症スペクトラムとは？

第二次世界大戦のころ、アメリカの児童精神科医レオ・カナーが、親があやしても笑わない、人に対しては関心を示さないがモノに対しては強い関心を示す、言葉をうまく使えていない、興味の範囲が狭く、こだわりが強いという子どもたちのことを「早期幼児自閉症」と呼びました。また、オーストリアの小児科医ハンス・アスペルガーは、独特なコミュニケーションがみられ、共感能力が乏しいものの、決して知能が低いわけではなく、特定の領域ではむしろ優れた能力を示す子どもたちの報告をしました。その数十年後、イギリスの児童精神科医ローナ・ウィングは、両者の症例の共通性を「三《み》つ組《ぐみ》」という言葉で整理しました。これは、**①人間関係の不器用さ、②コミュニケーションの苦手さ、③社会的イマジネーションの限界やこだわりの強さ**のことです。また、ウィングはカナーとアスペルガーの症例の連続性に注目し、「自閉症スペクトラム」という表現を用いました。「スペクトラム」とは連続帯という意味で、障害といった診断名ではなくある特性の集合体を表します。つまり、このスペクトラム上にいていろいろな生きにくさを感じている人たちがいるということです（英語ではchildren on autism spectrumといったりします）。

なお、DSMという国際的な診断基準の最新版である第５版には、上記の特徴をもつ「自閉症スペクトラム障害」という診断名が登場します。

発達障害の子どもと親の心が軽くなる本◎目次

第2部 保護者の声を聴く

第１部

子どもの声を聴く

ここでいう「聴く」というのは、言葉になったものをその通り理解することでも、スマホを見ながらあいづちをうつことでも、「でもね……」と自分の考えを伝えたくてしかたがなくなることでもありません。どんな気持ちを体験しているんだろうと思いをめぐらせたり、「まだ理解できないことがあるなあ」と気づいたり、「もっと知りたい」と関心をもったりということができたなら、「聴く」に近づいているかもしれません。

遊び

\ 子どもの声 /

ぼくは、このほうが 楽しいんだけど……

CASE 1

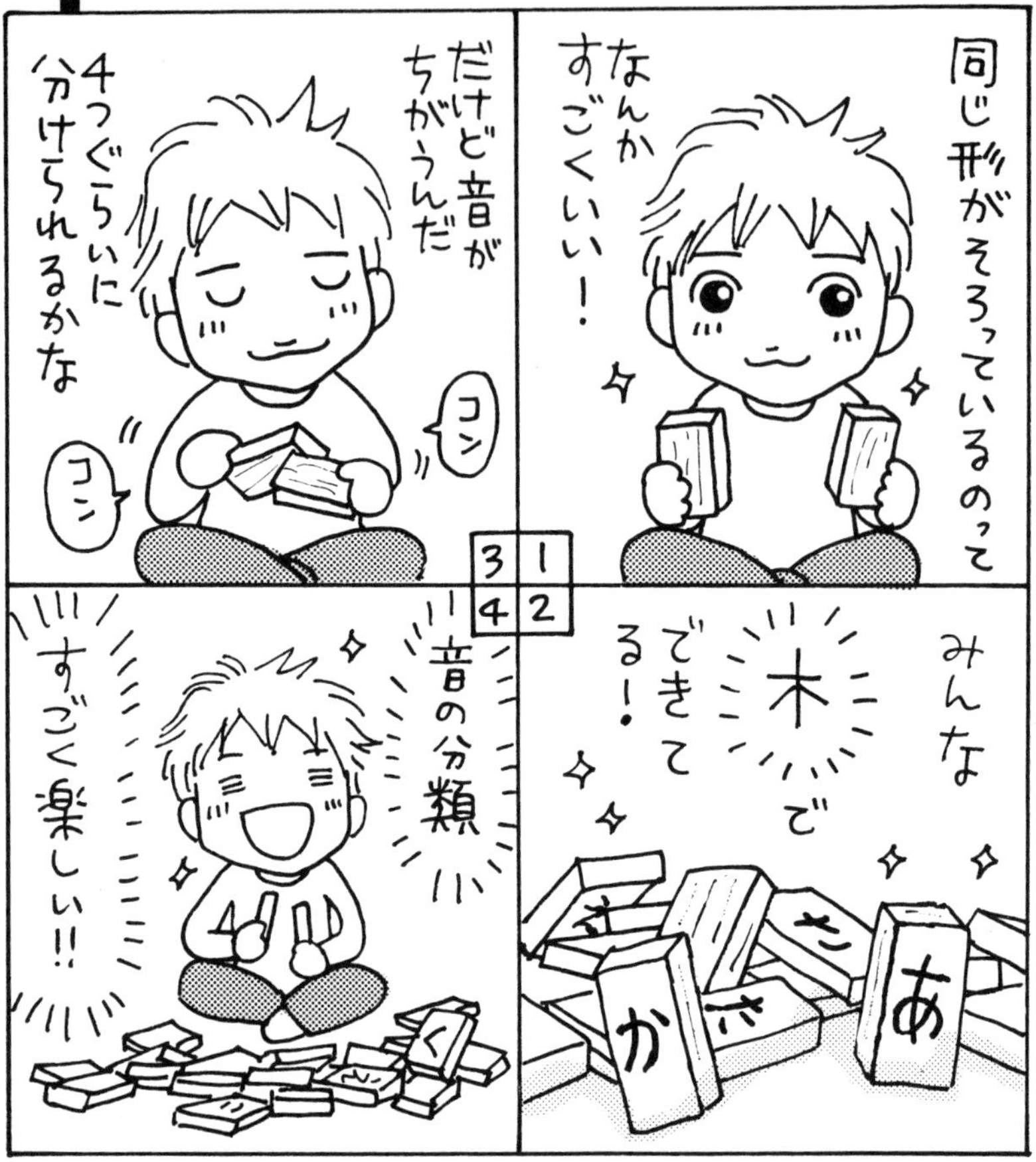

だけどお母さんは、この木片（「つみき」というらしい）でトンネルや家を作ると楽しいよって言うんだ。お父さんはこの木片についてる文字を見たら、楽しくひらがなを覚えられるって言うんだ。ぼくは、音の分類をするのが楽しいんだけど

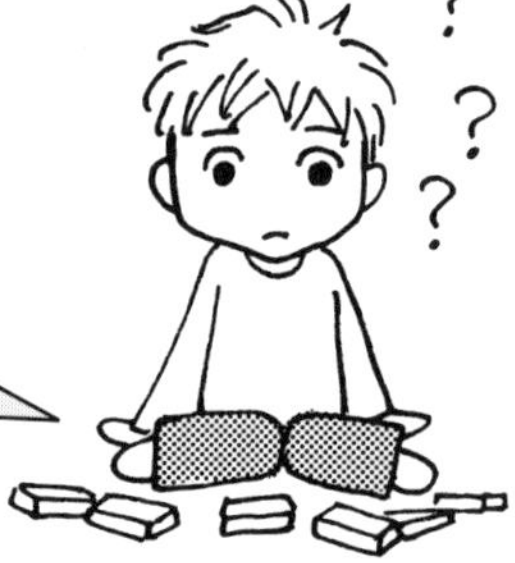

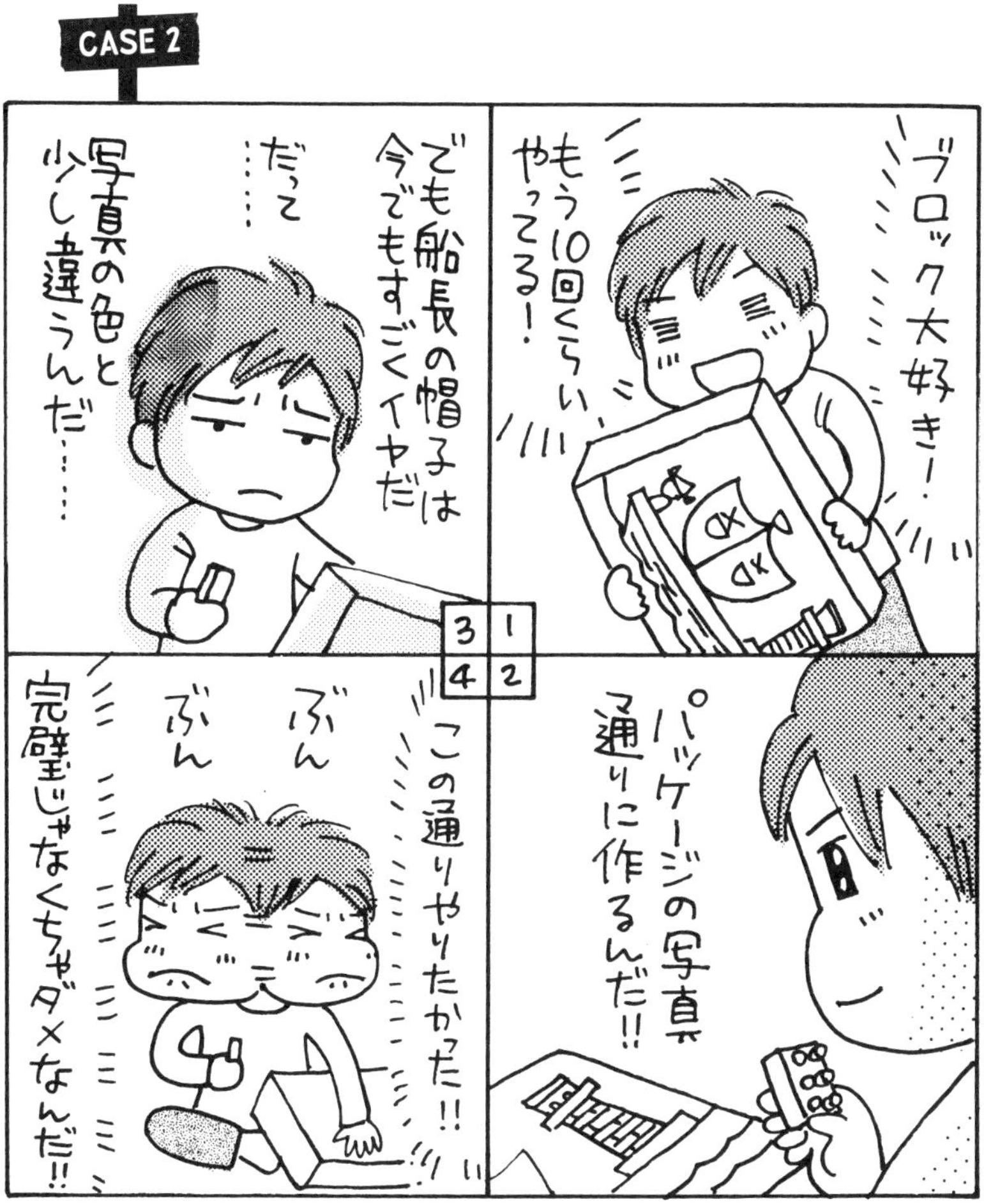
CASE 2
ブロック大好き！
もう10回くらいやってる！
パッケージの写真通りに作るんだ!!
でも船長の帽子は今でもすごくイヤだ
だって……
写真の色と少し違うんだ……
この通りやりたかった!!
ぶん
ぶん
完璧じゃなくちゃダメなんだ!!

はじめに作ろうとしたとき、写真では黄色だったけど、箱の中には、オレンジ色のブロックしかなかったんだ。その時、「もうだめだ！」って叫んだら、お父さんに怒られた。なんでだよ。同じでなくちゃ気持ち悪いよ！

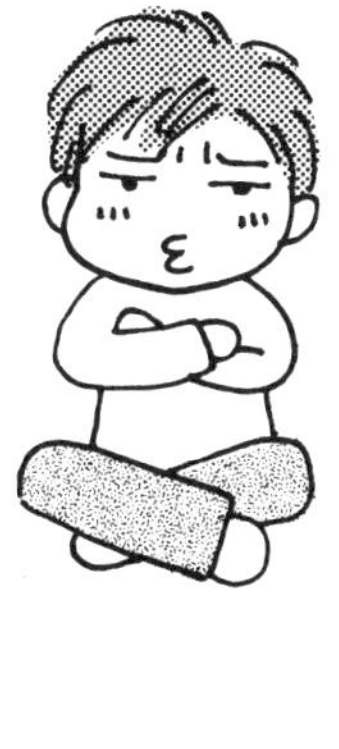

どうしてそうなの？

遊び

いわゆる子どもが好きそうなおもちゃでは遊ぼうとしない、普通の遊びかたでおもちゃを使おうとしない子どもがいます。

「先生、うちの子の遊び、変なんです」と保護者が心配そうに言います。積み木を積んで遊べない、ブロック遊びが好きだけど、パッケージの写真通りに作れないと癇癪《かんしゃく》を起こす、そんな様子に保護者は戸惑います。また、子どもが夢中になることが、他の子どもと違っていて、たとえば、せみの抜け殻集めや、駐車場の石をサイズ順に並べること、画用紙一杯に迷路を細かく描くことなどに何時間でも費やし、夕食の時間になってもやめない、お風呂に入るのも嫌がる、夜も寝なくなってしまうなんてこともあります。これもまた、保護者を心配させてしまいます。あるいは、幼稚園や小学校、公園や児童館など、同年齢の子どもがいるような場所では、他の子どもたちに興味をもつよりも、ひとりきりになりたがるため、「誰かと一緒に遊ぶことができない」と気にしてしまう保護者も少なくないのです。

こうした子どもは、決して遊べないわけではありません。**想像力や協調性がないわけで**

もないのです。独特の感性やこだわりをもっているため、こちらが期待するような遊び方には関心をもっていなかったり、自分のペースで自分流に楽しみたい気持ちが強かったりするのです。

彼らの中には幼少期から視覚的情報にこだわる傾向が強い子がいます。プラレールにしても、ブロック遊びにしても、工作にしても、パッケージなどの「見本」にとらわれて、その通りに作ることに熱中します。保護者の中には、「独創性がない」と心配する方がいますが、想像力がないわけではなく、**「同じであることへのこだわり」が勝ってしまう**のでしょう。困ったことに、「ちょっと違ってもいいや」という柔軟性に欠けるため、同じにしようとして、それがかなわないとパニックに陥ることがあるのです。保護者は、「めんどうくさい」「どうしてこの子は楽しく遊べないの」とため息をつきたくなるでしょう。

しかし、彼らは彼らなりの方法を通すことで成長過程に必要な有能感（「自分はできる！」）や主体性（「自分がやる！」）を体験しています。

彼らと生きるヒント！

遊び

彼らが彼らなりの「遊び」を体験していることを大切にしていきましょう。

①パッケージは捨てないで

彼らの中には想像力がかたく、「自由に」作ることが負担となる子どもがいます。彼らは、写真や実物といった「見本」があるほうが「何かを作る（彼らの場合には『再現する』）」という遊びにとりかかりやすくなります。「見本」があると、イメージや見通しをもちやすくなり、どうするかが具体的にわかって安心します。また、「完成」（パッケージ通り）という遊びの「終わり」が明確なので達成感をもちやすくなります。「まねしないの」「見ないでやったら」などは言わないように。パッケージは保管しておきましょう。

②独創性を見守って

一方で、独創的で、思いついたものを感覚的に創造することができる子もいます。ステレオタイプな色や形にとらわれないため、最後の最後まで何を造形しているかがわからないこともあります。「芋ほり」に行った時のことを絵にするのに、多くの子どもがさつま芋を描いていても、土の中から出てきた石ころを精密に描いたり、プラレールで遊んでいる時に、線路を独創的な形状でつなげるのに奮闘し、電車を走らせるのはどうでもよかったりします。こうした子どもに、「せっかくだからお芋を描いたら」とか「こうしないと電車が走らない」と助言することは独創的な遊び体験を妨害しかねません。

③パニックにはあわてず

さて、見本通りにいかずにパニックになったり、癇癪を起こしたりしたらどうしましょう。しっかり向き合う方法か、さらりと無視する方法を試してみましょう。しっかり向き合うには、子どもの「完璧」や「見本通り」をめざす気持ちを受け入れたうえで、少しの違いは間違いではないことを伝え、「今日は『見本』から、この辺を変えてみたら」と提案してみましょう。すぐには受け入れられないでしょうから、忍耐が必要です。「少しなら変えても平気」と唱えさせることで、自分で自分をコントロールできるようになることもあります。さらりと無視する方法では、「落ち着くこと」が大事であることを穏やかに伝え、5～10分（5歳なら5分、9歳なら9分とか）ほど関わらないでおくようにします。気をつけるべきことは、落ち着くまでいる空間がその子にとってもそばにいる保護者や他者にとっても安全な場であることを確認することと、無視はパニック行動のみに対してであることです。落ち着いたら、「遊びを続けるか違うことをするか」を選択させるようにしましょう。

④夢中になる世界の尊重

遊びにはルールのある遊びとルールのない遊びがあります。どちらも成長には大切なものですが、ひとりで遊ぶ場合には遊ぶ本人がルールづくりも含めて思うように取り組むのを尊重しましょう。子どもの遊び方を見ていると、その子がどんな世界に夢中になっているかが見えてきて、子どもについて思わぬ発見や感動を体験できます。

しつけ・指導

子どもの声

だめって言うだけじゃ、わからないよ！

CASE 3

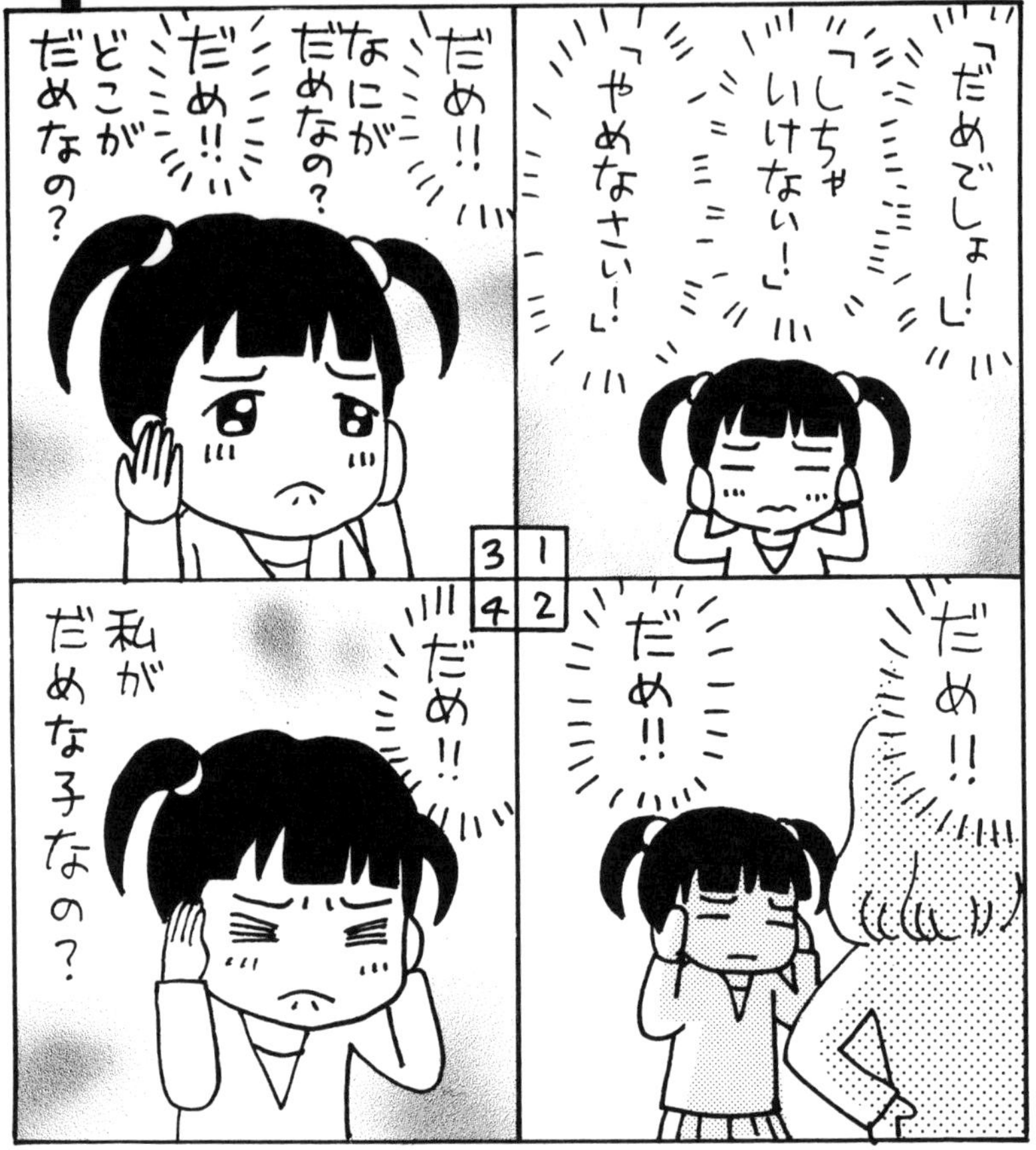

3 1
4 2
「だめでしょ!」

「しちゃいけない!」

「やめなさい!」

だめ!!

だめ!!

だめ!!

なにがだめなの?

だめ!!

どこがだめなの?

だめ!!

私がだめな子なの?


一日に何度もだめって言われる。だけどどうしていいのかわからない。どこがだめなんだろう。私だって、ちゃんとやりたいと思っているんだけどな……

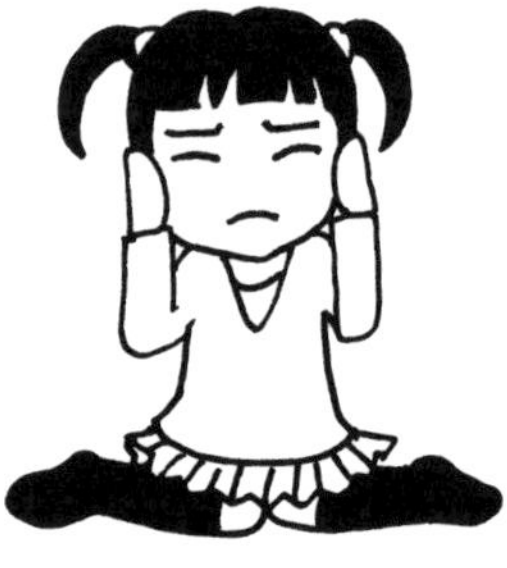

CASE 4

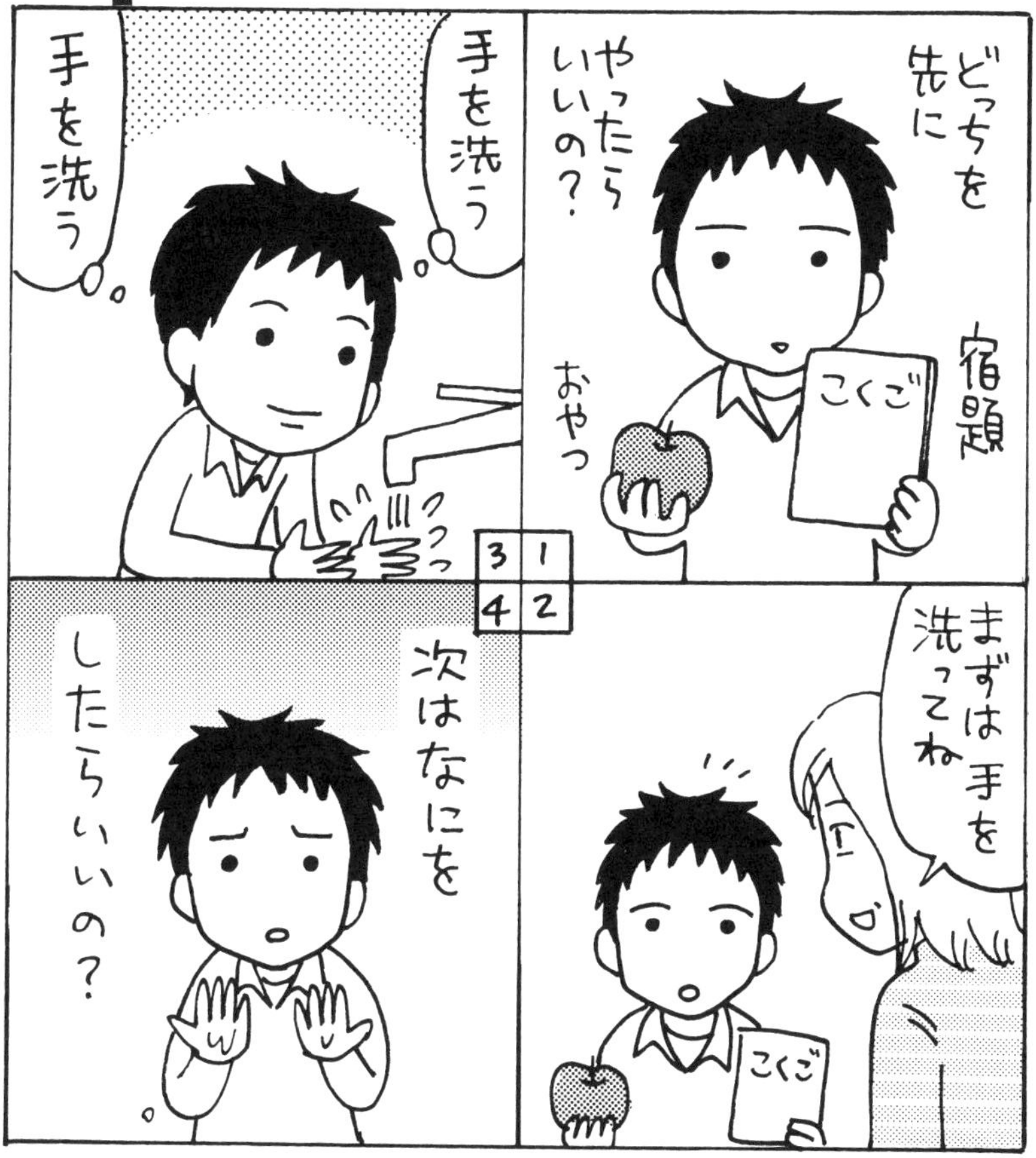
どっちを先にやったらいいの？
宿題
おやつ
こくご
まずは手を洗ってね
こくご
手を洗う
手を洗う
次はなにをしたらいいの？

ぼくは、一回にあれして、これしてとたくさんのことを言われると、結局ひとつもできなくなる。すっかり忘れてしまうんだ。要領が悪いって言われることもある。何が一番大事かってこと、みんなはどうやって判断しているんだろう……

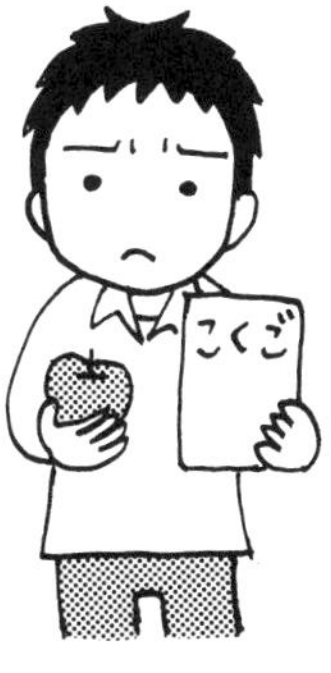
こくご

どうしてそうなの？

しつけ・指導

指導がしにくい、子育てがむずかしいといわれる子どもたちです。

発達障害やその傾向がある子どもは、**いろいろな角度から検討する、柔軟に想像をめぐらす、こういうことが苦手**です。そのため、「だめ」という言葉がけからは、何かが「いけない」ということはわかっても、それなら、どういう行動や状態であればいいのかを推測することができず、どうしていいかわからなくなっていることがあるのです。「走ってはいけない」と言われたら、「歩けばいいんだ」とか、「おしゃべりはいけない」と言われたら、「ノートを書くことに集中する時間なんだ」などと、多くの子どもはとるべき行動がわかるのかもしれませんが、そうした理解が困難な子どもがいるのです。

さらに、彼らは、しばしば「だめ」「いけない」という言葉をたくさん浴びているために、いつのまにか、否定されているのが「特定の行動」ではなく、「自分」という存在だと受け取ってしまい、**「自分はだめなんだ」と思っている**ことがあります。それによって、不必要に自己評価が下がり、意欲や気力さえ失ってしまうのです。

「何度注意しても直さない」ことから、知的能力が低いのではないか、反抗的なのではないかと思われてしまうこともしばしばです。しかし、たいていは、言われていることがわかっていないのでも、反抗しているのでもないのです。もちろん、思春期になると、彼らも他の子どもと同様に反抗的にみえる行動を示すことがありますが、多くの場合、**彼らは、話し言葉で言われた内容を即座に理解することが苦手だったり、聴いた言葉を覚えていることが困難であったり、言われたことを具体的にイメージするまでに時間がかかったりしている**のです。

スマホや携帯で文章を打っていると気がつくと思いますが、よく使う表現は機種が学習して、ある単語を入力すると、その単語とともによく使用する言い回しが自動的にリストアップされます。これはとても便利です。実は同じような働きが私たちの脳にもあり、「この状況ではこのように行動する」という体験が繰り返されると、状況と特定の行動が強く結びつき、セットとなってスムーズにふるまうのを助けてくれるようになっています。ところが、ある状況と結びつく行動リストにいくつかの候補があれば「臨機応変」にふるまえるのですが、発達障害やその傾向がある子どもの脳には、候補がひとつしか貯蔵されておらず、柔軟に行動を変容したり、選択しなおしたりすることがむずかしく、混乱を起こしやすくなるようです。

彼らと生きるヒント！

しつけ・指導

状況を察して行動に微調整を加えることは彼らが苦手とすることのひとつです。

①声がけは肯定的表現で

「だめ」「〜してはいけない」という否定文ではなく、「〜しましょう」「〜はいいです」という肯定文で声がけをしてみましょう。たとえば、「走ってはいけません」では否定文なので、「歩きましょう」がいいですね。そしてできたら、「いち、に、いち、に、のテンポで歩こう」と言ってもらえたら、子どもたちにはわかりやすいです。

肯定的表現はとるべき行動が明確にわかるだけでなく、不必要に自己評価を下げることを防げます。

②できるだけ具体的に

「きちんと」とか「きれいに」とか「そろそろ」などという曖昧な表現ではなく、できるだけ具体的に伝えるようにします。「きちんと妹をみていてね」の代わりに、「留守の間に、妹が欲しがったら冷蔵庫のジュースをコップに1杯あげてね」とか、「そろそろ出かけるよ」の代わりに、「あと5分、あの時計で3時20分になったら出かけるよ」と言ってみましょう。

③大事なことは見えるところに掲示

「怒る」「ほめる」のこつは、「その場で具体的に」「ゆつくりと簡潔に」「目につくところに見やすく」です。記憶が途切れがちな子どもたちは、後になると何が悪かったのか、何をほめられたのか、すっかり忘れていることがあります。過去のことを持ち出して長々と怒っても理解がおいつきません。また、大きな声でほめられたり、にっこり笑うだけだとほめられたとわからない子がいます。自分で気づくきっかけを与えるためにも、文字やイラストにして目に見えるところに張っておくといいでしょう。

④存在は否定しないで　「怒る」については、「●君がだめなのではないの。○○という行動がだめなのです」とわかりやすく伝えてください。子どもの存在は決して否定してはいないことを説明します。そして、だめな行動を指摘するだけでなく、「△△という行動がいいのです」と、とるべき行動を具体的に伝えたり、「たたかずに、なんて言うんだっけ？」などと行動のヒントを出したりします。「どうすればいいか、自分で考えなさい」はNGです。

⑤彼らに理解しやすい「ほめられた」体験を　「ほめる」について大事なことは、「どれくらい」ほめられたかということよりも、「何を」ほめられたかを明確に子どもに伝えることです。また、他の子どもが喜ぶ「ごほうび」ではピンとこない場合もあります。子どもそれぞれが夢中になっていることを知り、「（お寺を見に）行く」「（惑星の話を）する時間をつくる」といった形で、「ごほうび」を与えるということを考えてみましょう（コラム3参照）。

COLUMN 3

彼らにとっての「ごほうび」

発達の初期の段階で、親を中心とする信頼できる大人からの「ほめられる」という体験が、子どもに、自分の行動が社会に受け入れられるものであるのか、他者から期待されるものであるのかを理解させるのを助けます。

ところが、発達障害やその傾向がある子どもたちは、「えらかったね」という大人からの言葉がけや、「よくやった」という表情や笑顔では、「ほめられた」という感覚をもてないことがあります。「自分は正しいことをしたんだ」と理解することは、行動を自分でコントロールしていくためにも大切です。

では、どうしたらいいでしょう。たとえば、こんなことがありました。小１の男児はどんなに注意しても、あるいはおだてても、掃除の時間になるとどこかに逃げてしまいサボってばかりいました。そこで、掃除の時間に何をするかを説明し、役割分担をしてそれができたら、その子が好きな岩石について話してもらう時間を「帰りの会」にもうけることを約束しました。すると、どうでしょう。この子は、すすんで掃除に参加できるようになったのです。クラスメイトも、この男児が積極的に拭き掃除しているのを見て、「今日の帰りの会ではいつもより長い時間話をしてもらおう」と言い出したくらいです。

彼らには、彼らにとっての「ごほうび」があります。それが、彼らのやる気にスイッチを入れてくれることがあるのです。

COLUMN 4

彼らの生活を安定させるスケジュール

計画をたてることが苦手な彼らは、「今」したいこと、「今」夢中になれることをして、「今」の連続で生活をしています。しかし、日常生活は「今」を積み重ねるだけではうまくいかないことがあります。いついつまでに提出しないといけないものがある、明日までにピアノの練習とお風呂と算数の宿題とあさっての遠足のおやつの買いものをしないといけない……。こんな場合には、計画をたてたり、優先順位をつけたりして順番に取りかかることが必要になります。

発達障害やその傾向がある子どもの多くは、スケジュールを目に見える形で掲示されているほうが、自分から動きやすいことがあります。そのため、スケジュールを表にしたり、スケジュールカードを並べたりすることが有効です。

だからといって一日の時間をすきまなく何かをすることで埋めてしまわないようにしてください。目に見えるスケジュールによって自分の行動をコントロールできる場合もありますが、それに縛られてしまうこともあります。何もすることがない時間があると、自傷行為をしてしまうのではないか、奇妙なこだわり行動をしはじめるのではないかと心配する人もいますが、真っ白な時間は私たちと同様に彼らにも必要なのです。「自由に好きなことを」と言われたり、「晴れてきたから外に行こうか」などと提案されると、はじめは混乱することもあるでしょうが、こうしたことを繰り返すことで、時間に縛られないで生活する力を育てることもできるのです。

感覚・感情

＼子どもの声／

「暑い」っていつのこと？

CASE 5

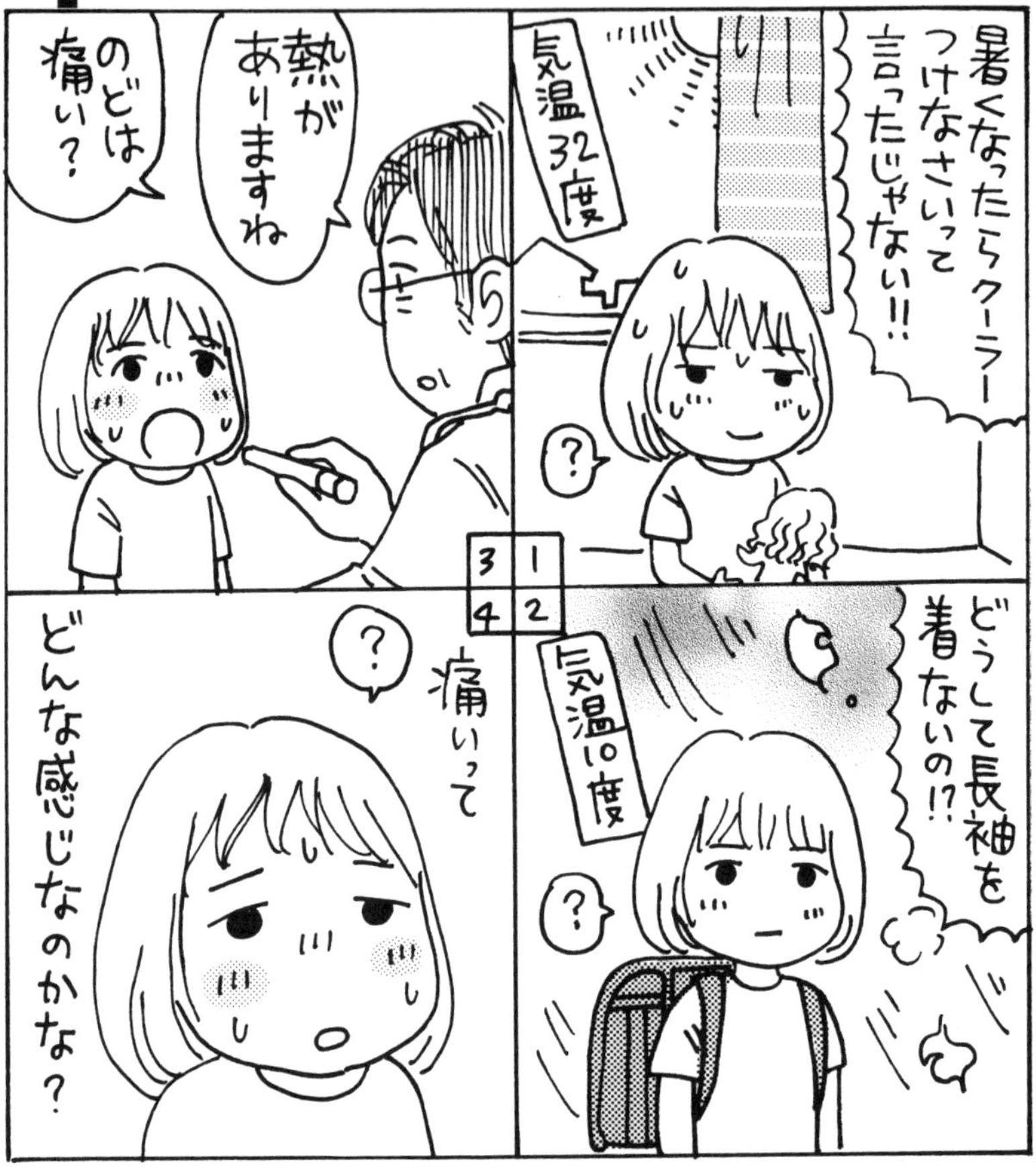
暑くなったらクーラーつけなさいって言ったじゃない!!
気温32度
?
どうして長袖を着ないの!?
気温10度
?
熱がありますね
のどは痛い？
痛いって
どんな感じなのかな？
?

暑いって何時のことだったの？
寒いって11月？　12月？　のどが痛いって足が痛いと同じ？
違う？

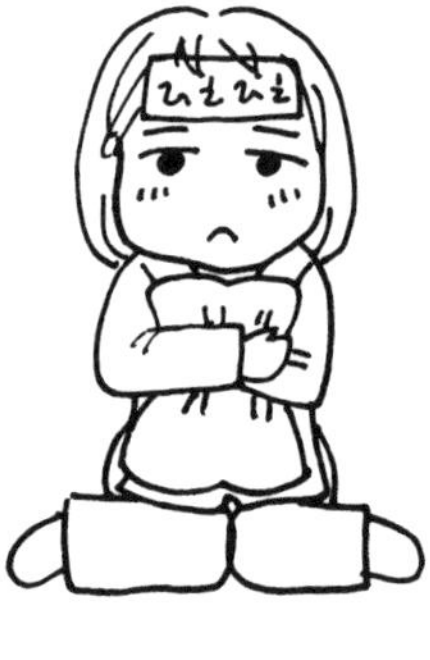
ひえひえ

CASE 6

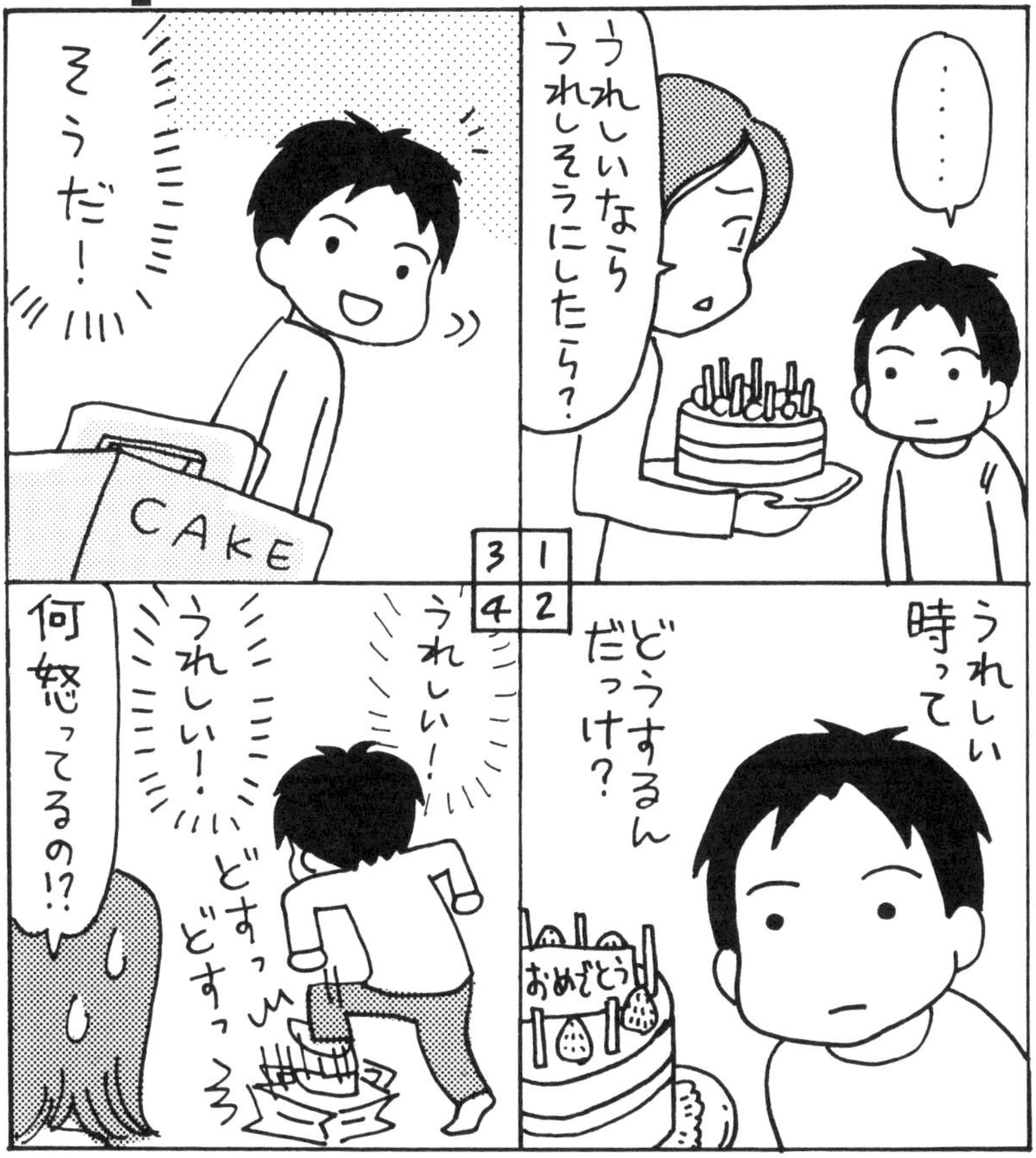
3
1
4
2
……
うれしいなら
うれしそうにしたら？
うれしい時って
どうするんだっけ？
おめでとう
そうだ！
CAKE
うれしい！
うれしい！
どすっ
どすっ
何怒ってるの!?

どういうふうにすると正しく「うれしい」になるんだろう。そうだ！　ゲームがクリアできた時、うれしくて近くにあった箱をつぶしたぞ。だから今度も箱をつぶせばいいんだ！

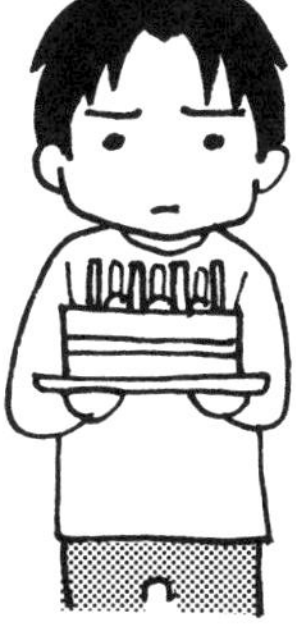

どうしてそうなの？

感覚・感情

彼らの「暑い」「寒い」「痛い」という感覚や「うれしい」「さびしい」「怒り」という感情は、私たちと異なるようですし、たとえ同じように体験していても異なる表現をするようです。

私の「暑い」「寒い」「痛い」とあなたの「暑い」「寒い」「痛い」が同じものであるなんて目で見て確かめることはできませんよね。それなのに、私たちは「今日は暑いね」「寒くなってきたね」などと会話をし、その感覚を共有しています。ちょっと不思議でしょ。また、痛みを表す「しくしく」「じんじん」「キリキリ」などという表現は多様にありますが、こうした表現も、「ああ、そんなふうに痛いのね」などと理解し合えているつもりでいます。「楽しい」「うれしい」「怖い」といった喜怒哀楽の感情の共有も同様です。

目に見えない自分の中の主観的な感覚を他者と共有できるということは、不思議な気がしませんか？　私たち人間には、誰かに教わったわけではなくても、共感能力によって目に見えない体験をある程度、他者とわかち合うことができるのです。この共感能力を育てるには、想像力や推論する力、また、他者と一緒に生きるという体験が必要だといわれています。

ところが、発達障害やその傾向がある子どもたちにとっては、こうした**感覚や感情といったものを共有、共感することはむずかしい**ことなのです。自分の中で起こっていることを認識するのもむずかしく、認識できたとしても、それは**私たちとかなり異なる感覚としてとらえていることが多い**のです。さらに、そうした自分の中の感覚や感情を伝えることも苦手です。そのため、スキー場で半袖でいたがったり、骨折していても痛みを訴えてこなかったり、他方で、雨にあたるとひどい痛みを訴えたり、優しくなでられたのにまるで苦痛を感じるかのように悲鳴をあげたりということがあります。

彼らが鈍感だというわけではありません。逆に敏感すぎることもあります。においや味にはかなり敏感です。また、感情があまりないようにみえたり、他者の気持ちも正しくは理解していないといわれますが、彼らなりに感情をもっており、また、表情や声色とは違うところで（たとえば、話している人の握っているこぶしの微妙な強さや話す人の体臭からだったり、顔をあえて見ずに話し言葉だけに集中したりすることで）他者の気持ちをある程度正確にとらえることができている子どももいます。

彼らと生きるヒント！

感覚・感情

彼らなりに体験している感覚や感情を受け止める工夫をしましょう。また、私たちの感覚や感情を具体的に伝える工夫をしていきましょう。

①声がけは体の感覚よりも具体的な数字を使って

感覚については、きわめて敏感な側面と鈍感な側面があります。決して弱虫だったり、また我慢強かったりするのではありません。「暑くなったらエアコンつけて」や「喉が渇いたら水飲んで」という場面では、「温度計が25度になったらつけて」とか、「10分おきに水分を一口飲むこと」などと具体的に声をかけるようにします。時には、痣《あざ》や出血の箇所がないか、体の変化を直接チェックする必要もあります（コラム12参照）。

②見逃してはならない体温調節

生理的な反応そのものが独特である場合もあります。たとえば、平熱が不安定で夏と冬で2〜3度も違う子どもがいました。この子の場合、夏は市販の冷却パックで脇の下や額を冷やし、冬は使い捨てカイロでおへそや腰のあたり、足の裏を温めるようにすることで不快感が緩和され、授業に集中しやすくなりました。

③彼らなりの気持ちがあることを忘れないで

感情については、「気持ちを理解するのが苦手である」とか、「感情が外から見えにくい」などといわれる彼らですが、これは間違いです。彼らには彼らなりの感情があります。ただその表現のしかたが私たちと同じではないということを理解しましょう。考えてみると、感情に「楽しい」「うれしい」「怒っている」などとラベルをつけることは簡単なことではありません。なぜなら、私たちが体験している感情は、どれかひとつのラベルだけがつけられるものではないからです。思いがけないプレゼントをもらった時、私たちは「うれしい」と同時に「照れくさい」「申し訳ない」「何かあるな」などと複数の感情ももつのです。こうした複雑な感情を言葉で表現するのは、彼らにとって容易なことではないのかもしれません。ある子は、「楽しい？　って聞かれたけど、どの程度の楽しさだったら『楽しい』と言っていいのかわからなくて黙ってた」と話していました。

④気持ちの共有は絵カードや彼らなりの手がかりから

他者の気持ちを理解するために、絵カードを活用することもあります。目や眉、口の形など、できるだけシンプルな形の組み合わせで表情図を作り、それで基礎的な喜怒哀楽の感情を教えていきます。アプリや表情図のサンプルもあるので活用してみましょう。また、成長とともに感情を理解する手がかりを彼らなりに見つけ出すことがあります。ある子どもは手の動きから、別の子は体臭から、あるいは首の血管や筋肉の動きから他者の感情や状態を把握していることがありました。彼らは決して気持ちを軽視しているのではありません。彼らなりに感情の理解をし、体験しているのです。

自己認知・自己評価

子どもの声

もっと努力すればって言われるけど……

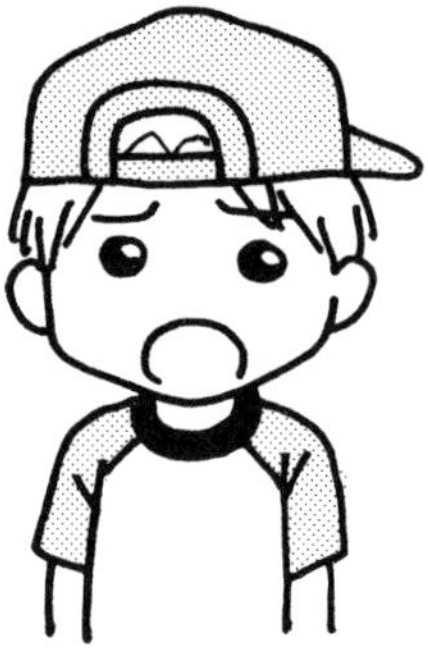

「ちょっとはみんなに合わせなさい」って言われるけど、どうしてみんなはぼくに合わせないの？　ぼくだけがみんなに合わせるのはどうして？

みんなはぼくを「困った子」だって。お母さんや先生に迷惑をかけているみたいだ。ぼくはだめな子なんだ。だけどどうしたらいいかわかんない。ぼくなんていないほうがいいんだ

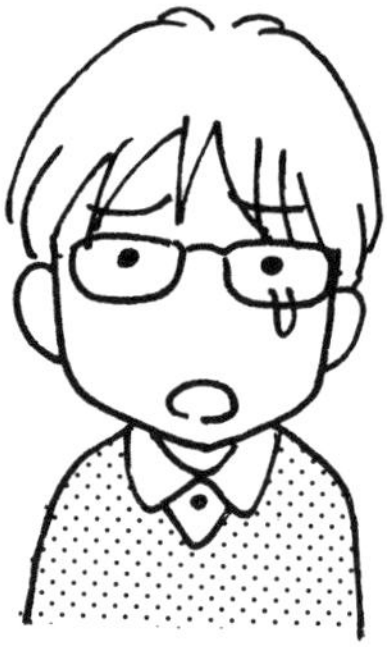

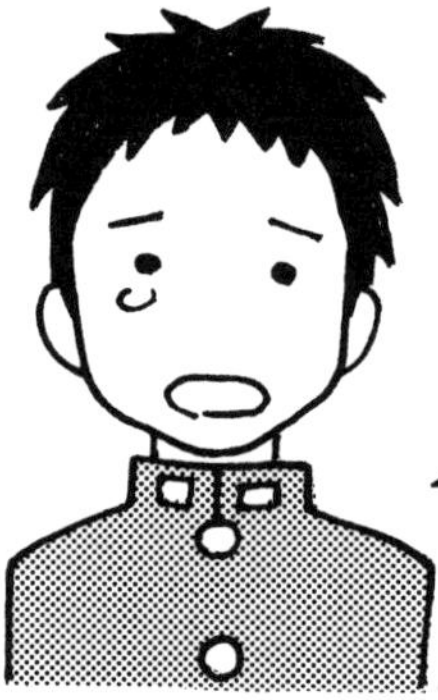

みんなと自分が違うんではないかと思い始めたのは、小学校の４年生ぐらいから。「もっと努力すれば、みんなみたいになれる」って言われるけれど、これ以上頑張れないや

どうしてそうなの？

自己認知・自己評価

自分が他の子と違うこと、周りを怒らせていることに気づいていないわけではないのです。でも、みんなと同じようになかなかできないのです。

どんな人間も、大事にすべき姿というのが二つあります。ひとつは、周りの人とうまくやっていくうえで必要な姿、いわば**「あるべき姿」**です。もうひとつは、他者とは異なる「私」、この世に唯一の存在としての姿、すなわち**「あるがままの姿」**といえるものです。

ところが、発達障害やその傾向がある子どもたちには、幼少期から、どうしても「あるべき姿」に近づくことばかりが強要され、本人は「あるがままの姿」を生きることをあきらめたり、周囲もその姿を軽視したりしてしまいます。

障害を抱えていたり、行動に問題が見られたりすることで、小さいころから、「どうすべきか」「こうしてはならない」というようなメッセージをたくさん浴びて育つ子どもには、「自分らしさ」を大切にする権利がないのでしょうか。そんなことはありません。**どんな子どもにも、「あるがままの姿」を尊重される体験は大切**なのです。

あるお祖母様は、「困った子」といわれる孫をみながら、「薬飲んで治療することで、この子らしさがなくなってしまうことはないですかね」とつぶやかれたことがありました。

ところで学校の指導には、授業中はベルがなるまで座っている、九九は唱えて覚える、楽器を演奏するには譜面を読めるようにする、他に、夏休みの体験を作文にして提出するなどという課題がたくさんあります。どれも、決して特殊な指導、異様な指導などではありません。ですが、発達障害やその傾向がある子どもにとっては、こうした指導では**潜在的能力を発揮できないことがある**のです。じっと座っているより歩き回っているほうが集中力が増す子、声に出して唱えるより書かれたものを見ることで暗記できる子、譜面が読めなくても一度聴けばその曲を楽器で再現できる子、感動したことを作文には書けなくても粘土細工でなら緻密に表現できる子、こうした子どもたちの「あるがままの姿」を理解することで、指導のしかたを再検討することがあってもいいのではと思います。

つい、大多数の子どもたちを想定した「私たちに合わせる」指導を彼らに押しつけることで、彼らの「あるがままの姿」を否定してしまい、彼らの自尊心を傷つけて二次的な不適応を引き起こしてしまわないように注意しなければなりません。

彼らと生きるヒント！

自己認知・自己評価

「あるべき姿」を想定した「私たちに合わせる」指導と、「あるがままの姿」を尊重した「彼らに合わせる」指導を組み合わせていきましょう。

①彼らへの希望を具体的にして彼らに合わせる方法も

しつけや指導の目標、やわらかく言うと、子どもにどんなふうに成長していってほしいかについて、考えてみてください。どんな子どもになってほしいですか？　将来どんなふうに生きていけたらいいですか？

たとえば、九九が正しく唱えられても、生活の中で活用できないのでは困ります。九九ができることの先には、それをうまく利用して自立した生活ができるという目標があるでしょう。だとしたら、必ずしも唱えて覚えていなくても、九九の表を見て画像として暗記できるのであればそれでいいわけです。発達障害やその傾向がある子どもたちには、他の子どもたちと同じ目標を達成するために、彼らの「あるがままの姿」に合った指導が必要になります。彼らの「あるがままの姿」は彼らから教わりましょう。そして、そもそもの目標を達成できるのであれば、「彼らに合わせる」方法でのしつけや指導を考えましょう。私たち自身が「私たちに合わせる」方法だけにしがみつかないことです。

②必要に応じて集団の中で理解の共有を

園や学校など子どもが生活する集団で、彼らの状態や特性を説明し理解を求めることが、彼らの自己評価の低下やいじめを予防したり、他の子どもたちの不公平感やストレスを緩和する場合があります。しかし、説明をしたからといって、理解や適切な関わりができるようになるわけではありません。集団に理解をしっかりと根づかせるには、「一緒に生活する」という体験が必要なのです。ですから、集団の中で理解を共有することを焦る必要はありません。何をめざしたいか、どんなメリットとデメリットがあるかについてじっくりと考えてから行うようにしましょう（コラム5参照）。

③自分のことを好きでいられるように

せっかくの指導によって「自分が嫌いになってしまう」などと自己評価を下げないように気をつけましょう。たとえば、前述した注意する時、ほめる時（24〜25ページ）の工夫を試してみてください。否定されるのはあくまでも特定の言動であると伝え、子どもの存在全部ではないことを強調します。自己評価がひどく下がることによって自傷行為などの二次的障害による不適応に陥ることがあります（コラム6参照）。傷ついた自尊心を高めるには、できないことばかりに目を向けず、好きなこと、得意なことに関心を向けていくことが助けになります。

④失敗から学ぶ力

安定した、傷つきにくい自尊心を育てるためには、成功体験ばかりではなく、失敗体験をさせていくことも大切です。「だれでも、うまくいくこともあれば、失敗す

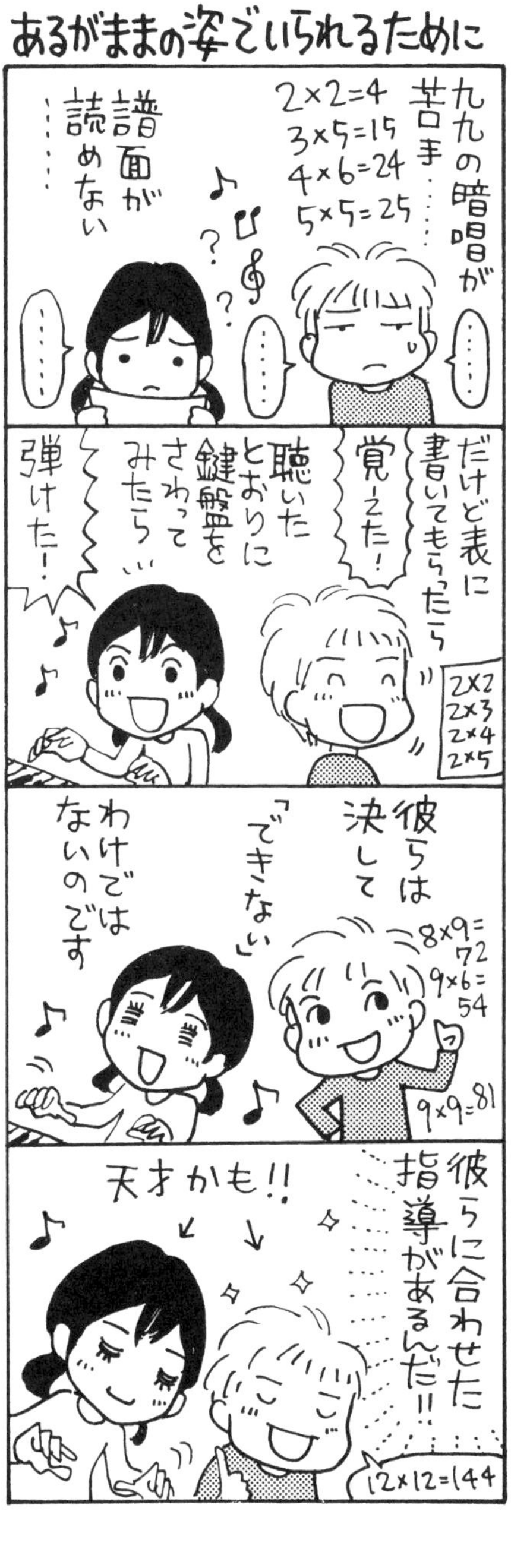
あるがままの姿でいられるために
九九の暗唱が苦手……
2×2=4
3×5=15
4×6=24
5×5=25
……
譜面が読めない……
……
だけど表に書いてもらったら
覚えた!
2×2
2×3
2×4
2×5
聴いたとおりに鍵盤をさわってみたら
弾けた!
彼らは決して
「できない」
わけではないのです
8×9=72
9×6=54
9×9=81
彼らに合わせた指導があるんだ!!
天才かも!!
12×12=144

ることもある」ということ、そして「失敗したからといって自分がだめになってしまうのではない」ということを子どもに日頃から説明していきましょう。そのうえで、子どもに「うまくやれなかったこと、失敗したことから学べる力がある」ということを信頼し、子どもにも伝えていきます。

COLUMN 5

クラスで共有する時の配慮

決して急ぐことはありません。「共有したい」と言いはじめた人・子どもがどんな不安やストレスを体験しているかに耳を傾けてからで遅くありません。

●共有する目的はなんだろう？

どうして共有する必要があるのか、何を目指すのか。「いじめられないため」「クラスメイトに協力を求めるため」という目的は、共有しただけで目指せるとは限りません。「誰にとっても安心できる環境をつくる」という目標を考えましょう。また、どんな共有にもメリット、デメリットがあります。なぜなら、共有した情報は「今（この学年）」「ここ（このクラス）」にとどまらず、広がり、変形していく可能性があるからです。

●当の本人が自分をどう理解しているかを知り、本人の意思を尊重しよう

発達段階や発達障害の特性によって自己理解には限界があります。本人の自己理解が十分でなくても自分について肯定的な意識を少しでも持てている状況での共有が望ましいです。本人の知らないところで共有するのはできる限り避けましょう。

●伝えかたも慎重に検討しよう

必ずしもクラス全体に話さなくても、当の子どもと仲の良い子ども数人に説明し、他のクラスメイトとの橋渡しを協力してもらうこともあります。本人がその場にいたいかどうかも本人や保護者と十分に話し合いましょう

●使用する言葉や内容に配慮しよう

診断名を用いる必要はありません。クラスメイトの発達段階を考慮して、クラス環境が安心できるものとなるような情報を選択します。本人が理解してもらいたいこと（たとえば「こうなってしまうんだ」「こうすると安心だ」など）を具体的に伝え、「してはいけないこと」「こうするといいこと」は最小限にとどめましょう。

●他児への負担が重くならないようにしよう

共有後、しばらくうまくいったとしても、クラスメイトが不安や自責の気持ちを強めていないか見守ります。しばしばストレスというものは情報を歪めてしまうことがあり、歪んだ情報は本人を傷つけます。

●保護者会でも共有しよう

当の保護者が孤立しないように注意します。そのためにも、他児の保護者の安心感も大切にする必要があります。

COLUMN 6

発達障害の子どもたちの自傷行為

リストカットやヘッドバンギングなどで自傷をする子どもの心には「死にたい」だけではない気持ちが隠されています。

①だめな自分をなしにしてやりなおしたい！

これまでの「だめな自分」をリセットしたい気持ち

②自分を消したい！

「みんなと違う自分」「迷惑をかける自分」に罰を与えたいという自己否定の気持ち

③自分はどこにいるの？

存在の意味が見い出せず、見失いそうになる自分に痛みという刺激を与えて、自分という感覚を取り戻そうとする気持ち

④変わりたくないんだ！

自分が変わってしまうことへの不安やとまどいから「生きる」という変化する動きを止めてしまいたいという気持ち

⑤やってみたらどうなるだろう⁉（ワクワク）

思春期のクールな集団に仲間入りできるという思い込みややってみたらどうなるだろうという実験的好奇心や興奮

⑥自分はどうなっちゃうの？（不安）

この後どうなるのかという見通しをたてることができず、将来に対して抱く強い不安

自傷行為はきっぱりと制限しますが、背景にある気持ちや思いまでは否定しないでください。そして、それぞれの気持ちに焦点をあてて、代わりとなる他の行動を一緒に考えてください。

コミュニケーション

＼子どもの声／

ひとりでやるのか、人に聞くのかどっち？

CASE 7

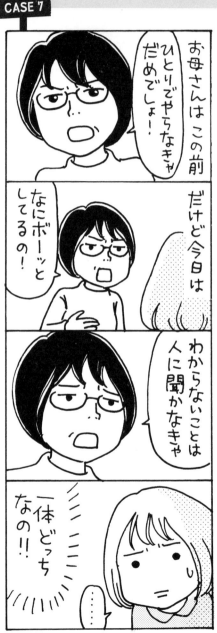

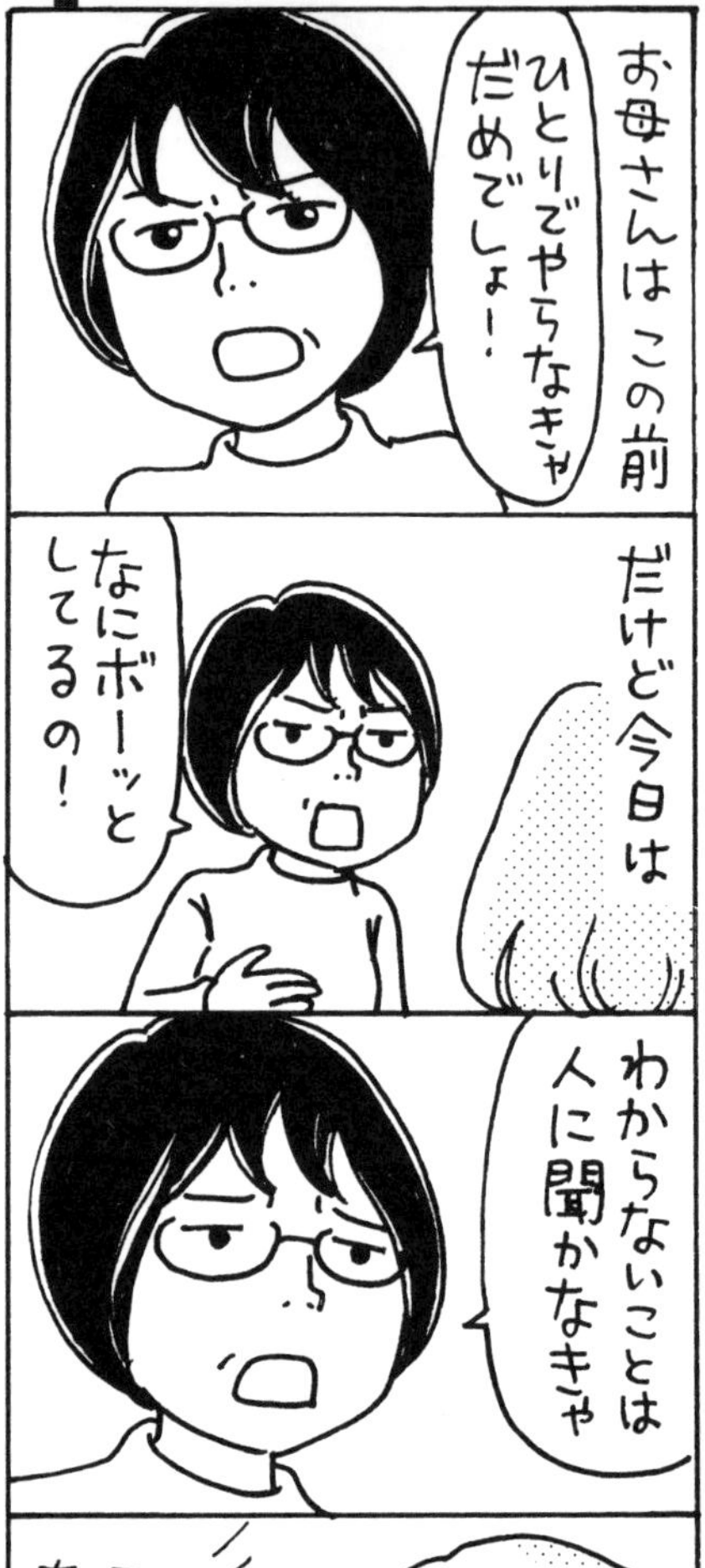
お母さんはこの前
ひとりでやらなきゃだめでしょ！
だけど今日は
なにボーッとしてるの！
わからないことは人に聞かなきゃ
一体どっちなの!!
……

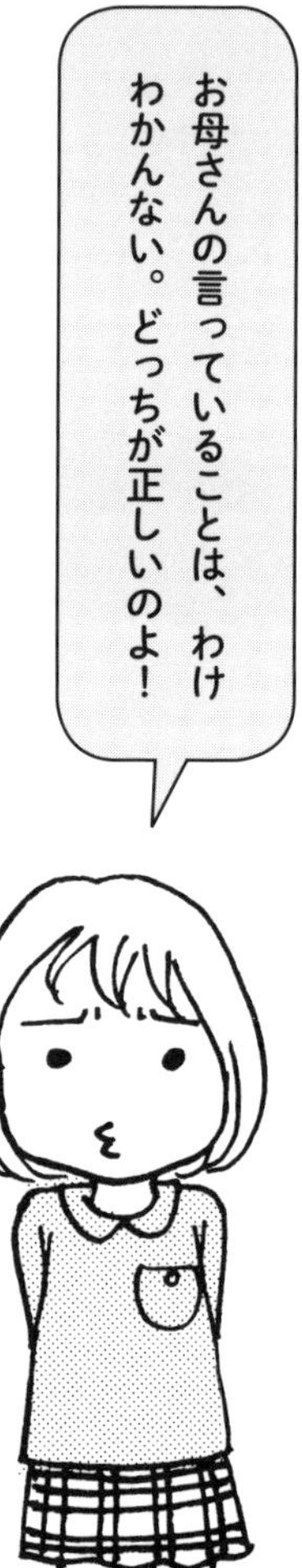
お母さんの言っていることは、わけわかんない。どっちが正しいのよ！

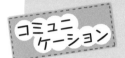

CASE 8

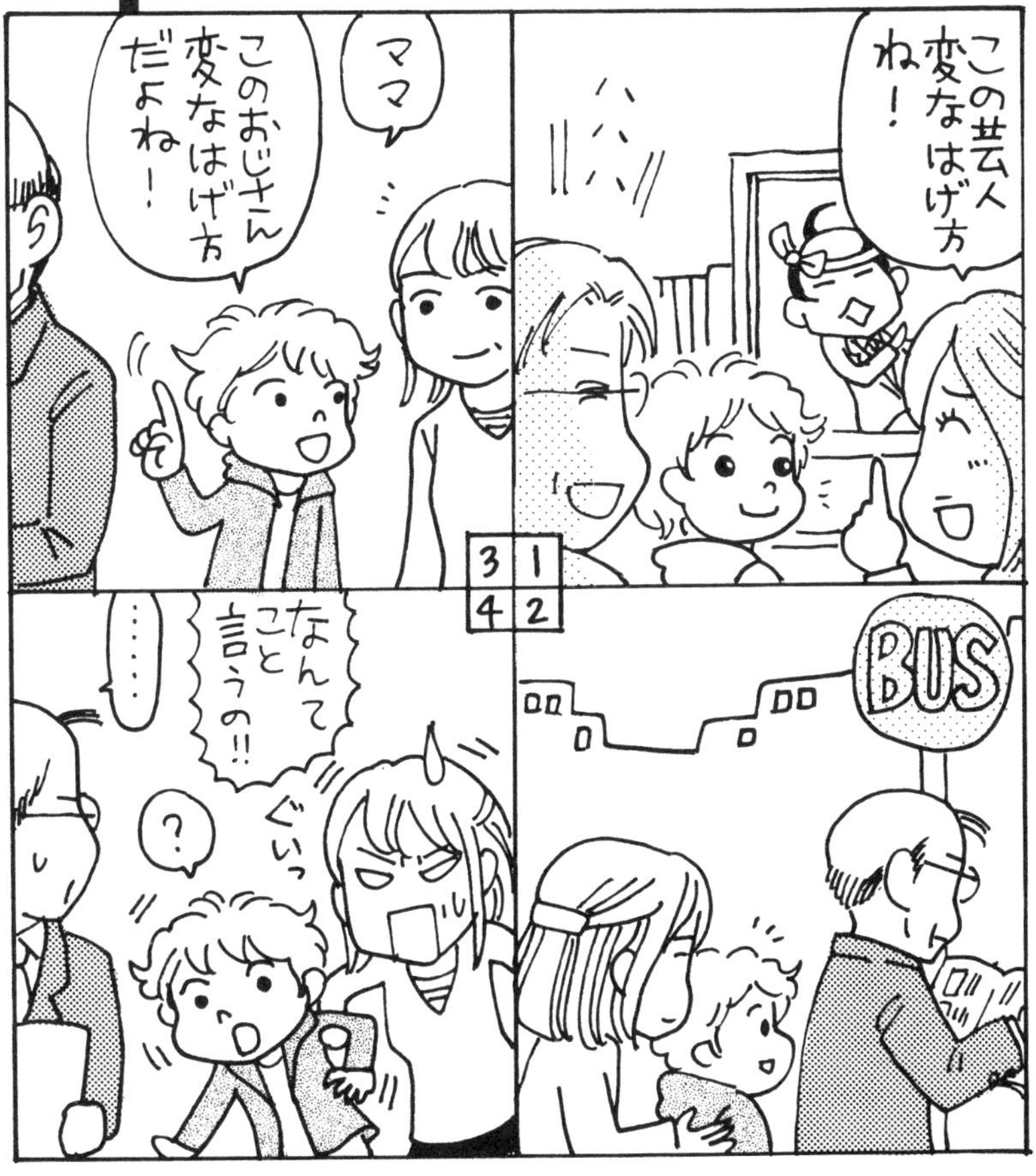
3 1
4 2
この芸人変なはげ方ね！
ハハハ
BUS
ママ
このおじさん変なはげ方だよね！
なんてこと言うの!!
……
？
ぐいっ

この間、テレビを見てる時お父さんもお母さんも「変なはげ〜」って笑ってたじゃないか。なのに、ぼくが言ったら怒るなんてずるいよ!!

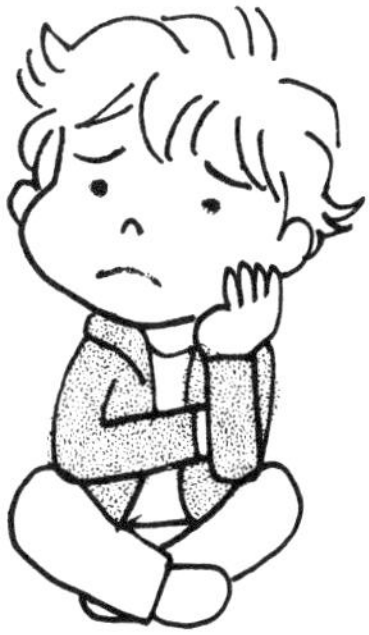

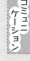

どうしてそうなの？

コミュニケーション

コミュニケーションが苦手なのは、発達障害の中心的な特徴のひとつです。

特に彼らは状況や文脈、非言語的メッセージ（たとえば、表情や視線や声色など）を見落としたり、理解できなかったりということがあります。そのため、**意図的でなく相手を傷つけたり、逆に勘違いから傷つけられたりして、対人トラブルに発展する**ことも少なくありません。ケース7の例にあるように、状況によって「ひとりでする」ことが大事な時もあれば、「人の力を借りる」ことが必要である場合もあるのですが、彼らは混乱します。また、ケース8のように同じ言葉でも、家で口にするのは許されても、公共の場では失礼になるというようなことを察するのがむずかしいことがあります。

また、**感覚的な表現や曖昧な言い方に混乱をしている**ことがあります。「少し休んで」と言われ、「少し」がどれくらいかわからなかったり、「みんなで食べて」と言われ、「みんな」が誰と誰なのか聞いてきたりということがあります。同様に日本語に多数ある擬音語、擬態語（たとえば、「しとしと」「こつこつ」など）のニュアンスを理解することも苦手です。彼ら自身が擬音語を口にすることもありますが、それらは私たちが文化で共有しているものというよりも、耳で聞いた音の再現であることが多いです。**言葉を文字通り受け取ってしまい勘違いする**こともあります。「教科書を見てきなさい」といわれ、本当に「見る」だけをして教師に怒られることもあります。比喩的表現にも混乱することが多く、「人手が足りない」という言葉を聞いて「手がない人がいるの」と怖がることさえあるのです。

彼らの中には語彙《ごい》が豊富な子どもがいますが、**実は意味を誤解していたり、似たような音の言葉と混乱している**こともあります。たとえばある子は、親せきの家で「いっぱい食べてね」とおばさんに言われたところ、「もう（お腹）いっぱいです」と言うべきところを「もうたくさんです」と表現してしまい、お母さんに怒られたことがありました。また、小さいころ、食べたかったジャムの瓶のふたをあけようとして、なかなかあけられなかった子どもは、お母さんに「『あけて』って言うのよ」と教えられてから、あらゆる困った場面で、「あけて」の言葉を常に使うようになりました。

立場や状況により使い分ける言葉、たとえば「行く」と「来る」、「あげる」と「もらう」もしばしば混乱します。「友だちが来る」と言うところを「友だちが行く」と言ったりします。また、「オウム返し」といわれる不自然なイントネーションがみられることもあります。

彼らと生きるヒント！ コミュニケーション

わかっているようでいてわかっていないことが意外にたくさんあることを理解しておきましょう。

①具体的な表現で　抽象的な表現を避け、できるだけ具体的な表現を用いたり、抽象的な表現の後に説明を加えたりしましょう。たとえば、「机の上をきれいにしなさい」の代わりに、「机の上には右側に筆箱、左側に資料集を置いてそれ以外は机の中にしまいましょう」と声をかけるほうが、子どもには伝えようとしている内容がわかり、行動をとりやすいのです。

②比喩表現にはちょっと説明を　比喩や慣用句を使用した場合には、他の言いかたもつけ加えておきましょう。「人手が足りなくて困ったわ。助けてくれる人の数が少なくて困るってことよ」というようにです。彼らが比喩表現を具体的に覚えるチャンスにもなります。

③オノマトペは共有できているか確認を　彼らの使っている擬音語・擬態語に耳を傾けてみましょう。犬が「わんわん」（擬音語）、暑い日差しは「ぎらぎら」（擬態語）を共有できることは日本の文化では大切なことですが、彼らと共有できているかどうかは、慎重に確認していくことが必要です。また、彼らは彼らなりのオノマトペを使うことがあります。どちらかとい

うと、とても現実的な音を用いることがあるように思います。たとえば、「わんわんわんわん」で犬の鳴き声ではなく、緊急車両のサイレンの音を示そうとしていた子がいました。また、別の子は、鳩のフィギュアを手にして「ぽっぽっぽ〜」と私が言っていると、突然フィギュアを取り上げて、「ぐっぐうぐぐ」と鳩の声を再現して教えてくれたことがありました。

④非言語的コミュニケーションの理解は苦手

表情や声の調子、身振りといったものを話し言葉と同時に受け取って正確に理解をすることはとても苦手です。身振りに気をとられて、言葉を受け取れないことがあります。抑揚のある声に混乱することもあるようです。こうした非言語的メッセージの理解は話し言葉に微妙なニュアンスを加えてくれるものですが、彼らにはむずかしいということを理解しておきましょう。ニュアンスは、できるだけ言葉による説明で補います。また、「皮肉」のような言い回しは、彼らをとても混乱させるので控えます。

⑤便利なコミュニケーションの型

対人トラブルになりやすい場面での簡単なやりとりを、「型」として覚えていけるようにします（コラム7参照）。仲間に入れてほしい時には「入れて」と言って「いいよ」と言われるのを待ってから一緒に遊ぶとか、他人の部屋に入る時にはノックをして「○○です」と名乗ってから、「どうぞ」と言われたらドアをあけるというように、やりとりの「型」を教えます。よくあるコミュニケーションの「型」を覚えておくことで、完璧ではないですが、対人トラブルを避けることができます。

COLUMN 7

虹に向かって「貸して！」

こんなことがありました。幼児期に友だちの物をすぐに横取りして、けんかになってしまう男児がいました。お母さんは何度も注意します。ただ、男児がきれいなものに惹かれる心は大切にしてもらいたかったので、「きれいだな、触りたいなって思っても、すぐに手を出してはだめなの。代わりに、『貸して』って言うようにしなさいね」ということを繰り返し説明してきかせました。「ほしくなったら『貸して』」という、いわばコミュニケーションの「型」を教えたのです。しかし、「貸して」と言えるようになるまではそう簡単ではなく、すぐ手が出て相手から取りあげてしまい、トラブルに発展することは続いたといいます。

この子が中学生になった時に東日本大震災を経験しました。街も人の心も混乱していたある日の午後、雨上がりの被災地の空に虹が出たそうです。下校途中にその虹を見たこの少年は、空の虹に向かって叫びました。「貸して！」

一緒に下校中のクラスメイトたちは、はじめこの少年が何を言っているかわからなかったそうです。ふと、傍にいたクラスメイトのひとりが空を見上げるときれいな虹が。「貸してって、あれのこと？　そうか、きれいだもんね」と理解してくれました。その後、少年のお母さんにこの出来事を報告してくれたそうです。震災後の傷ついた街と人の心が温かくなるお話ですね。

COLUMN 8

コミュニケーションのとりやすい場所

会話をしようとしても、なかなか話が弾まないということがあるでしょう。何か聞いても、「別に」だけで、会話が途切れてしまうなんてことも多いかもしれません。そんな子どもでも、話がしやすい場所があります。以下は保護者から教えてもらった場面です。

ひとつはお風呂場。一緒に湯船に並んで浸かっている時に話しかけると、すっと言葉が返ってくることがあります。湯船に浸かっている子どもが、湯船の外で体を洗っている保護者にぼそぼそと話をしだすこともあります。

もうひとつは、車の中。ドライブしながら、あるいは車の助手席と運転席に並んで座っていると、ふだんしないような話題が口から出てくることがあります。

どうして、こうした場面がしゃべりやすいのでしょう。もしかしたら、目と目をじかに合わさない位置関係がいいのかもしれません。つまり、向き合ったり、顔を見ながらだったりすると、言葉が出にくくなるところがあるのでしょう。ふたりで同じ方向を見て、決して視線が合わない、そんなあり方だと、おしゃべりがしやすくなるようです。また、限られた空間ということもいいのでしょう。知っている相手とだけいる空間が安心感を与え、おしゃべりがゆっくりとできるようになるようです。

人間関係

＼子どもの声／

人の顔って変わるから、覚えられない！

CASE 9

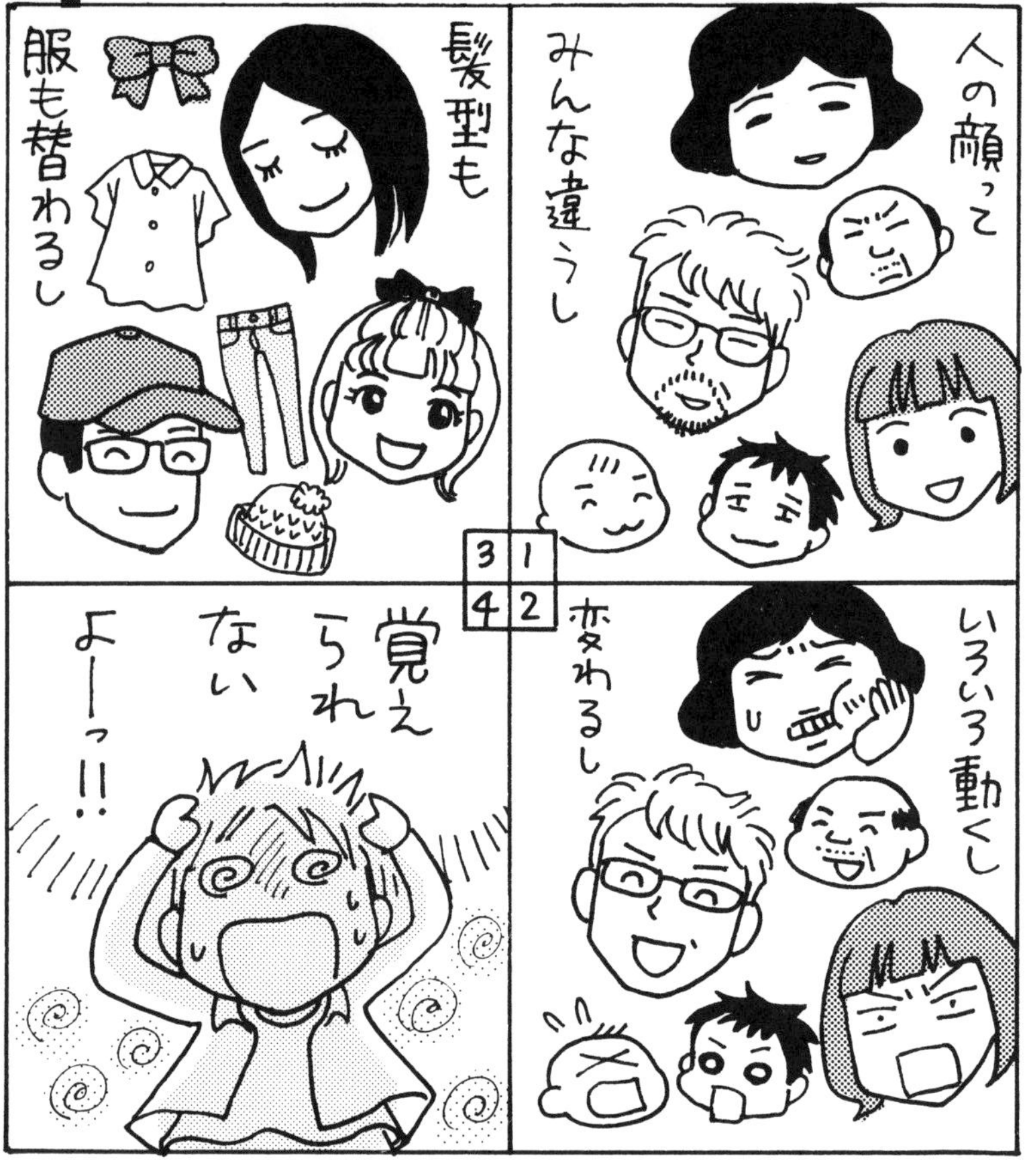
人の顔って
みんな違うし
いろいろ動くし
変わるし
髪型も
服も替わるし
覚えられないよーっ!!

この人、昨日会った人と同じ人なのかな。みんなはどうやって同じだってわかるんだろう。声を聞けばわかるけど。せめて、同じ服を着ていてくれたらいいのに

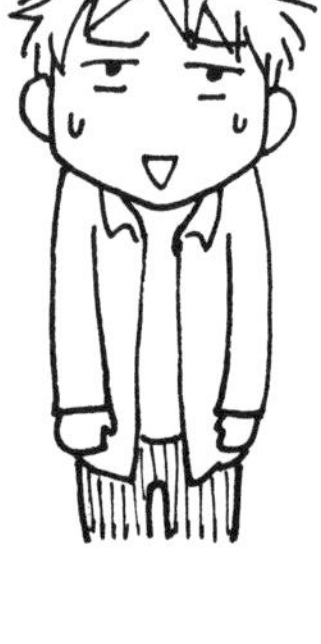

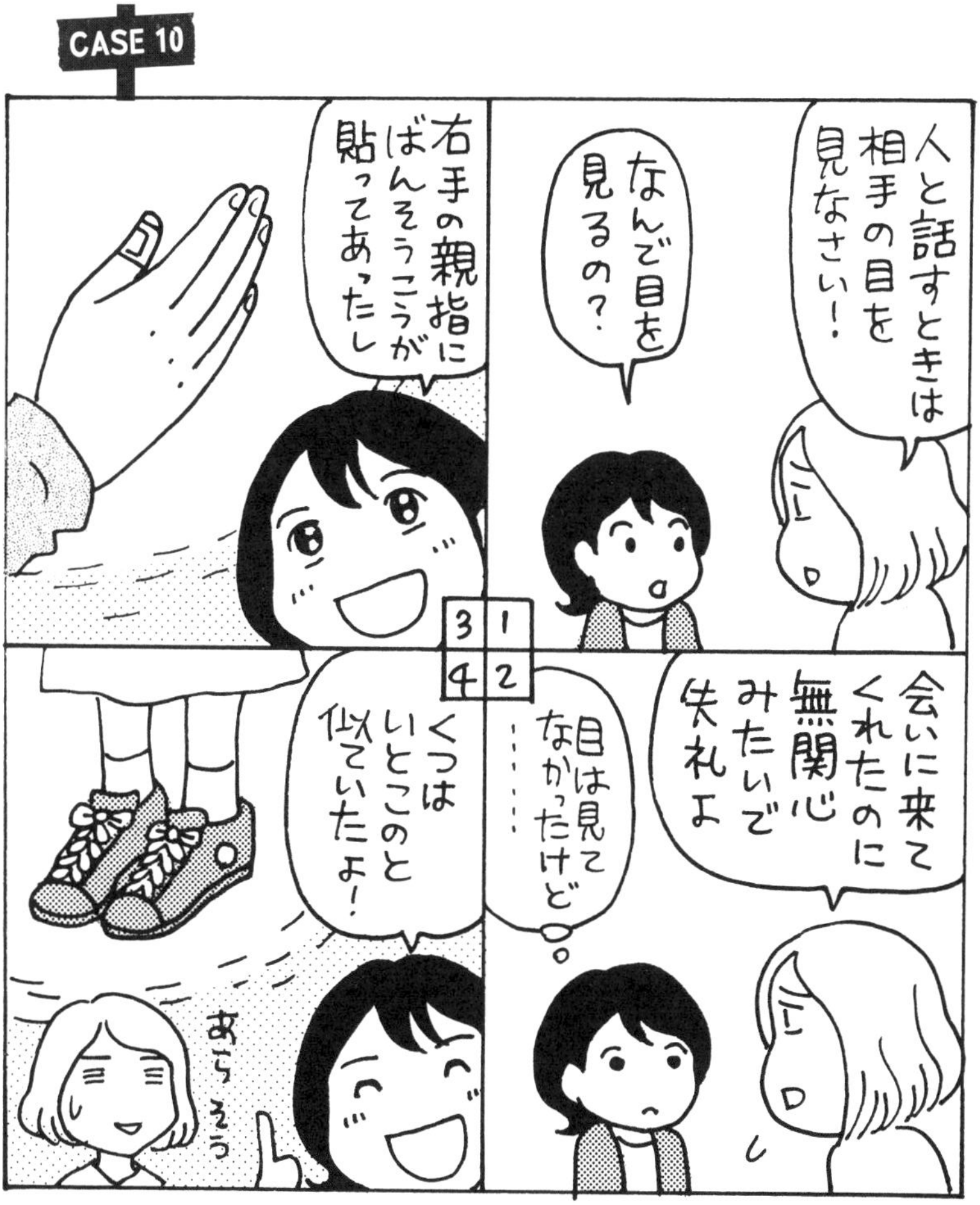
CASE 10
人と話すときは相手の目を見なさい！
なんで目を見るの？
会いに来てくれたのに無関心みたいで失礼よ
目は見てなかったけど……
右手の親指にばんそうこうが貼ってあったし
くつはいとこのと似ていたよ！
あらそう

「人に無関心なんだから」「相手の目を見なよ」ってよく言われるけど、ちゃんと見てるよ。目じゃないけどね。だけどさ、どうして目を見るの？

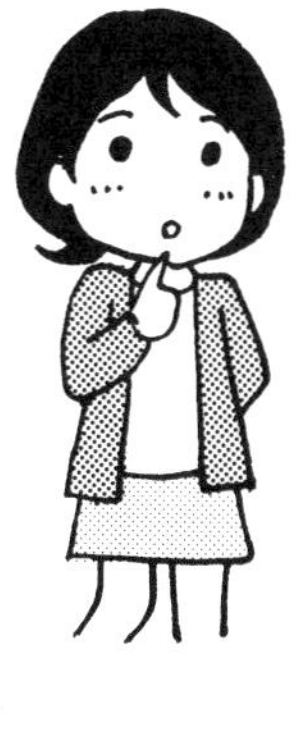

どうしてそうなの？

人間関係

「自閉症」と言われることもある彼らは、自分の中にこもって他者には関心をもたないと思われがちですが、そういうわけではありません。

人間関係が苦手、あるいはストレスと感じてしまう背景には、絶えず動く人の顔が理解しにくい、服や髪型が変化して覚えにくいというようなこともあるようです。また、人間の顔には、眉の動き、眉間や目じりのしわ、口の動きや瞳の動きなど情報がたくさん存在します。多すぎる情報は、子どもたちに不安や混乱といったストレスを与えるようです。さらに、いつもとは異なる場面で知っている人と会うと（たとえば、学校で会うクラスメイトと駅やお店の中などで会うなど）、その人が誰だかわからないということもあります。そこで、「無視した」などと怒られることもしばしばです。「写真のほうが誰だかわかりやすい」と言った子どももいました。この子は、写真を切り刻んで、眉毛だけ見せられても、誰のものかわかる子でした。変わらないものに安心感を抱く彼らにとって、確かに**人の顔という絶えず変化するものは落ち着かなく、不安になる**のかもしれません。

しばしば彼らは「アイコンタクトがとれない」と言われます。その態度から「人を避けている」「人に関心がない」と思われがちですが、実際はそんなことはありません。見ていないようでいて、実は他者を詳細に観察しています。**目と目を合わせることは苦手ですが、それは、人を無視したり無関心であったりするのではない**のです。彼らは彼らなりに人に興味をもち、かわいい人、格好いい人に惹かれ、特別な関心を抱くこともあります。

発達障害の診断基準のひとつになっている人間関係の問題は、他者との対等な関係がつくれない、相手の気持ちを共感的に理解したり、興味や価値観を共有する親しい関係をもてないことを指しているのですが、成長とともに、一緒にゲームをしたり、行動をともにしたり、時間を過ごしたりする友人をもつ子どももいます。**友だちが欲しいという意識をもち、ひとりでいることに寂しさを感じるという体験**もしている子どもたちです。

確かに、関わりは不器用で、「勘違いの関わり」もみられます。たとえば、興味をもつあまり、つきまとってストーカーのようになったり、失礼にならないように「やんわりと断っている」ニュアンスが理解できずに何度も誘い続けたりということもあります。彼らは、他者との間に心理的にも物理的にも「適切な距離」をとることが苦手なのです。

彼らと生きるヒント！ 人間関係

彼らは彼らなりのしかたで他者の存在に興味や関心をもっています。

①「相手の立場」になれないことを怒らない

彼らは、関心や興味をもった他者との間にどのような「距離」をとることが適切であるのかがよくわかっていないことがあります。相手の立場にたつことが苦手なためかもしれません。自分の欲求や観点だけにこだわってしまうためかもしれません。彼らにとって「相手が嫌な顔したらやめなさい」という助言は、あまりわかりやすいものとはいえません。彼らには、「相手を嫌な気持ちにしない正しい関わり」「相手を嫌な気持ちにさせてしまう誤った関わり」を分けて、具体的に示して教えるようにします。表にしてもいいでしょう。

②視線を無理に合わさせない

彼らの多くは視線を合わすのが得意ではありません。そのため、失礼だと思われてしまうことがあります。とはいえ、無理やり目を合わせるよう教えるのは負担になるだけです。視線は合わなくても、彼らは関わろうとしていたり、こちらをよく観察していたりしていることを理解し、彼らには、こうした態度が、相手に不愉快な思いや戸惑いを与える場合があることを説明しておきましょう。「私は、人と目を合わせるのが苦手です」と最初に相手に断ることで、人間関係のトラブルを防止しようとする子もいます。

③急な接近に注意して　彼らと関わる時に、突然顔をのぞきこんだり、こちらに向いてもらおうと肩を手でたたくなど身体接触をしたり、ふいに背後から声をかけたりすることはできるだけ避けます。突然の接近は、彼らを困惑させ、パニックに陥らせたり、固まらせてしまったりすることがあります。彼らとは一定の距離をとって、急に距離を縮めないようにします。

④関係によって言葉を使い分けるよりも、丁寧語を教えておこう　日本語では関わりによって敬語、丁寧語、謙譲語など適切な言葉を使い分ける必要があります。しかし、発達障害やその傾向がある子どもは、同年代との関わり、年配者との関わりなどの区別をつけることが苦手です。思春期頃は同年代でかたい言葉を使うと浮いてしまいますが、社会に出た時に丁寧な言葉遣いができずに人間関係で失敗しないために、できるだけふだんから丁寧語、美しい言葉を使えるように指導しましょう。また、尊敬語を使う関係を教える場合には、「年長者との関係では」という表現ではなく、「○○先生には」や「一つ上の学年の○○さんには」と具体的に説明し、同年代に使う言葉で会話をするのはよくないことであると教えておきます。

⑤異性との関係は　思春期においては、特に異性との関係について、身体接触のしかた、出さないほうがいい話題や言葉、やりとりの頻度など、具体的に関わり方の「適切」「不適切」、「いい」「悪い」を分類して教えていきましょう。

インターネット

＼子どもの声／

文句言うならもうくんな！

CASE 11

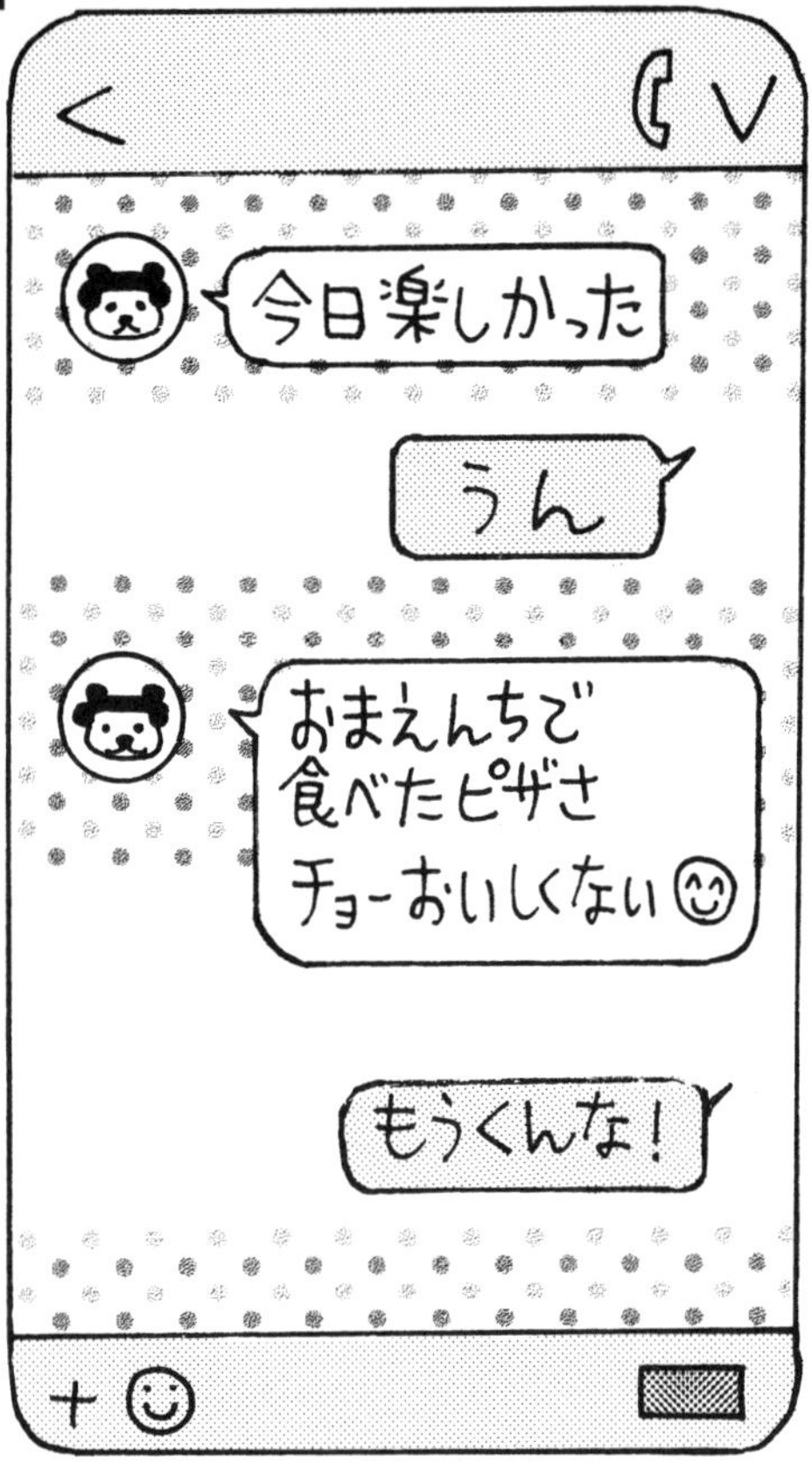

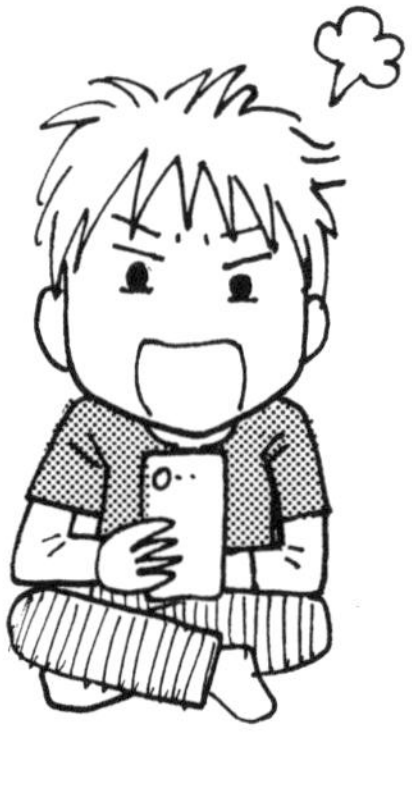

なんだよ、お母さんがせっかくピザ作ってくれたのに。「おいしくない」なんて文句言うなら友だちじゃない！

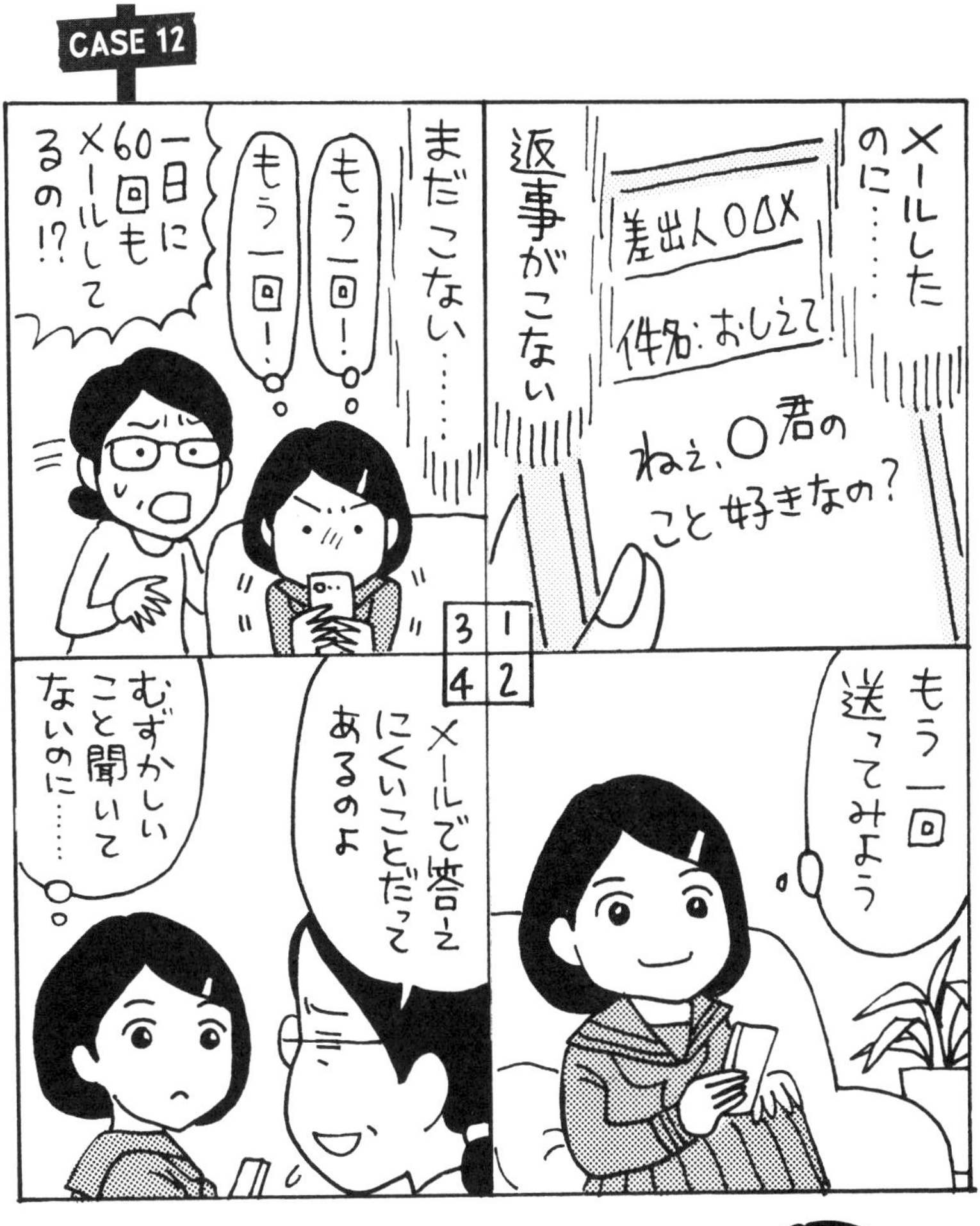
CASE 12
メールしたのに……
差出人〇△×
件名：おしえて
ねえ、〇君のこと好きなの？
返事がこない
もう一回送ってみよう
まだこない……
もう一回！
もう一回！
一日に60回もメールしてるの!?
メールで答えにくいことだってあるのよ
むずかしいこと聞いてないのに……

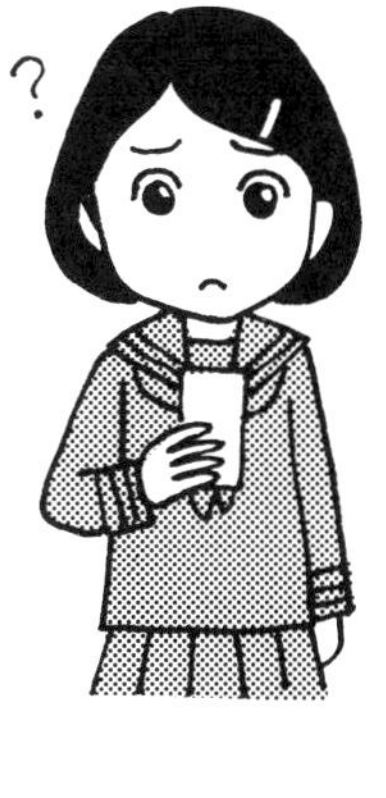
?

だって、返事がまだ来てないんだもん。むずかしいことなんか聞いてないし。だいたいさ、メールで答えにくいってどういうことよ!!

どうしてそうなの？

インターネット

彼らにとって、ネット上のコミュニケーションも容易なものではないのです。

ネット上のコミュニケーションというのは、「書き言葉（テキスト）」によるコミュニケーションです。「書き言葉」には、「話し言葉」にはあるイントネーションやトーン、表情や視線、その場の雰囲気といった多くの情報が伴わない分、発達障害やその傾向がある子どもにとってシンプルでわかりやすいと言われることがあります。

しかし、ネット上の子どもたち同士のやりとりは、日常での会話に近い、つまり、「話し言葉」をそのまま文字にしたような「書き言葉」で行われています。そこには、**絵文字、顔文字、スタンプが「言葉」に微妙なニュアンスをつけ加えて複雑なコミュニケーションを形成しています。**たとえば、「しょうがないな」という言葉のあとに、ウィンクをするかわいいスタンプをつけて「本気で怒っているわけではないよ」ということを伝えたり、「やさしいね」という言葉のあとに、怒っている顔文字をつけて「そこでそんなことしてあげる必要ないのに」という批判を伝えていたり、「遅れるんだ、了解」のあとに、しょんぼり下を向いているスタンプをおして、困ってるんだよという気持ちを伝えたりすることがあります。ところが、**言葉の文字通りの意味と絵文字が矛盾するようなメッセージを正確に理解することは、こうした子どもたちにとって容易ではありません。**ケース11の子の場合、クラスメイトの「おいしくない」の言葉をイントネーションがない中で否定語として受け取ったうえに、その言葉のあとの笑顔の絵文字を見て、馬鹿にされて笑われたと感じてしまったのです。子どもによっては、複数の情報のうちからひとつだけを選択してそれ以外を無視してしまうため、意味を誤解する場合もあります。矛盾した情報を統合するのは、かなりむずかしいことなのです。

最近はネット用語、ネットスラングと呼ばれるような独特の省略語（例　ディスる〈侮辱する〉、ファボる〈お気に入りに登録する〉、ＲＯＭ《ロム》る〈コメント・カキコミなどをせずに見ているだけのこと〉）、隠語やあて字（例　焼酎〈小学生中学生のこと〉　氏ね〈「死ね」のこと〉）も飛び交い、誤解したり、理解できていないままやりとりをしてしまうこともあります。実際、ラインなどではあえてわかりにくい表現を用いて、ニュアンスをつかめないメンバーを仲間外れにしたり、こうした表現を用いて、**いじめや反社会的行為にいつのまにか巻き込まれてしまったりということもあります。**

彼らと生きるヒント！

インターネット

これからの社会で、ネットでのやりとりが全くできないのも心配です。ネットを使用しはじめる時に、以下のことを確認しておくといいでしょう。

①ネチケットを一緒に確認

パソコンでネットを始める時やスマートフォンを使い始める時に、メールやブログ、ラインなどのネット上でのコミュニケーションにおける注意事項（ネチケット）を一緒に確認していきましょう。たとえば、個人情報（住所、本名、年齢、家族の詳細な情報、自分の写真など）を出さないようにすること、個人情報をどうしても書きたい、添付したいという場合には、必ず保護者に相談をすること、というルールを伝えます。また、ネット上で知り合った人と実際に会う（「オフ会」といいます）という場合にも、前もって保護者と相談するように言います。いずれも、どういう危険があるかを具体的に説明したほうがこうした子どもは納得しやすいです。さらに、ネット上で「仲間の悪口」「仲間外れ」「他人の個人情報をもらす」といったことはしてはいけないし、これらを見かけた場合には保護者に知らせてほしいと教えておきます。ネット上でもいじめということが起こりうること、それによって心が傷つけられ、生きることを脅かされることもあること、犯罪にまきこまれ、加害者にも被害者にもなりうることを説明します。

②わかりにくい表現は確認するように　「書き言葉」と絵文字や顔文字、スタンプが矛盾するようなメッセージを読んだら、ひとりで内容を解釈してしまわないで、その部分だけでも、保護者や信頼できる人に見せて、どう理解したらいいか助言をもらうようにと説明します。

③送信する前にメッセージを見直す　メッセージはあわてて送信せず、書いたあと必ず、「相手を嫌な思いにさせてしまう表現」「個人的な写真や個人情報」「よくわからないままつけた絵文字・顔文字」がないかチェックするように言います。

④イライラした時はちょっと待ってから　自分がイライラしていたり、興奮していたりする時には、できるだけメッセージを送信しないように注意をします。送ってしまったものは消えません。いつまでも残ったり拡散されたりすることがあると教えます。

⑤のめり込みすぎないよう時間や回数を決める　直接会って関わることが苦手な彼らは、ネット上での関わりにのめり込むことがあります。メールやラインのやりとりが頻繁になりすぎないように、たとえば「一日に3往復まで」というように回数を決めるようにします。返事が戻らないのには理由があること、一方的にメッセージを送信し続けるのは相手の迷惑になることを教え、もしも確実に返事を必要とする場合には、電話でやりとりするよう助言します。

学習

＼子どもの声／

関係ないことなのに、なぜ聞いてないといけないの？

CASE 13

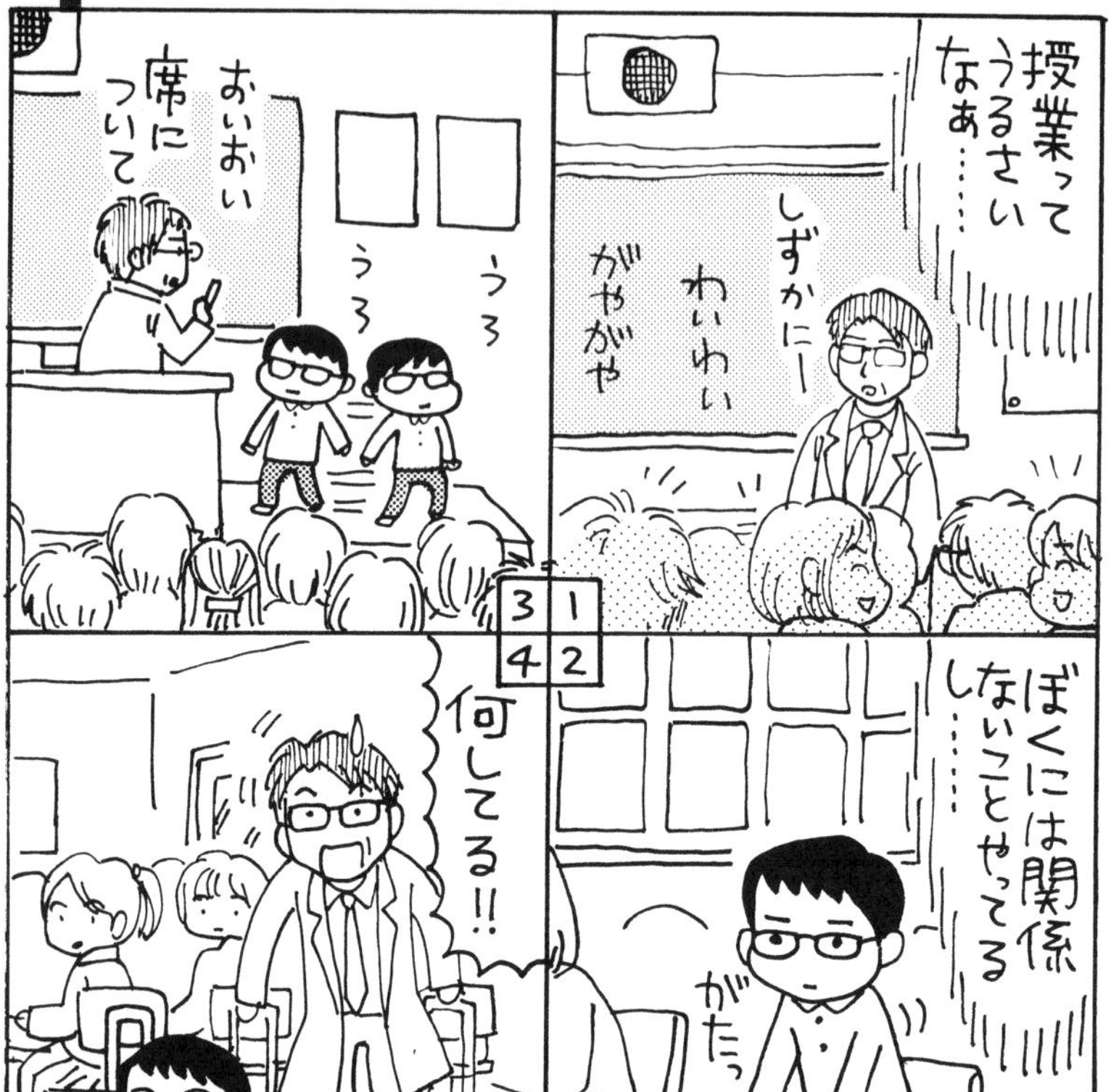
授業ってうるさいなあ……
しずかにー
わいわい
がやがや
ぼくには関係ないことやってるし……
がたっ
おいおい席について
うろ
うろ
何してる!!

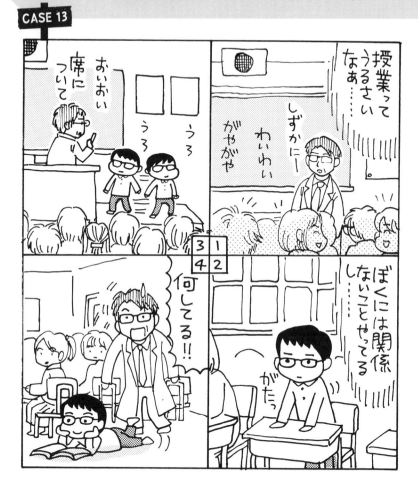

興味ないことはぼくには関係ないことだから、ずっと椅子にいるのも退屈だし歩いてみただけだよ。面白そうな図鑑を見つけたから勉強してただけだよ

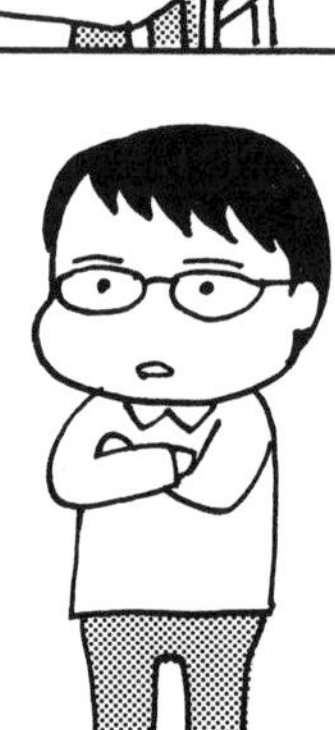

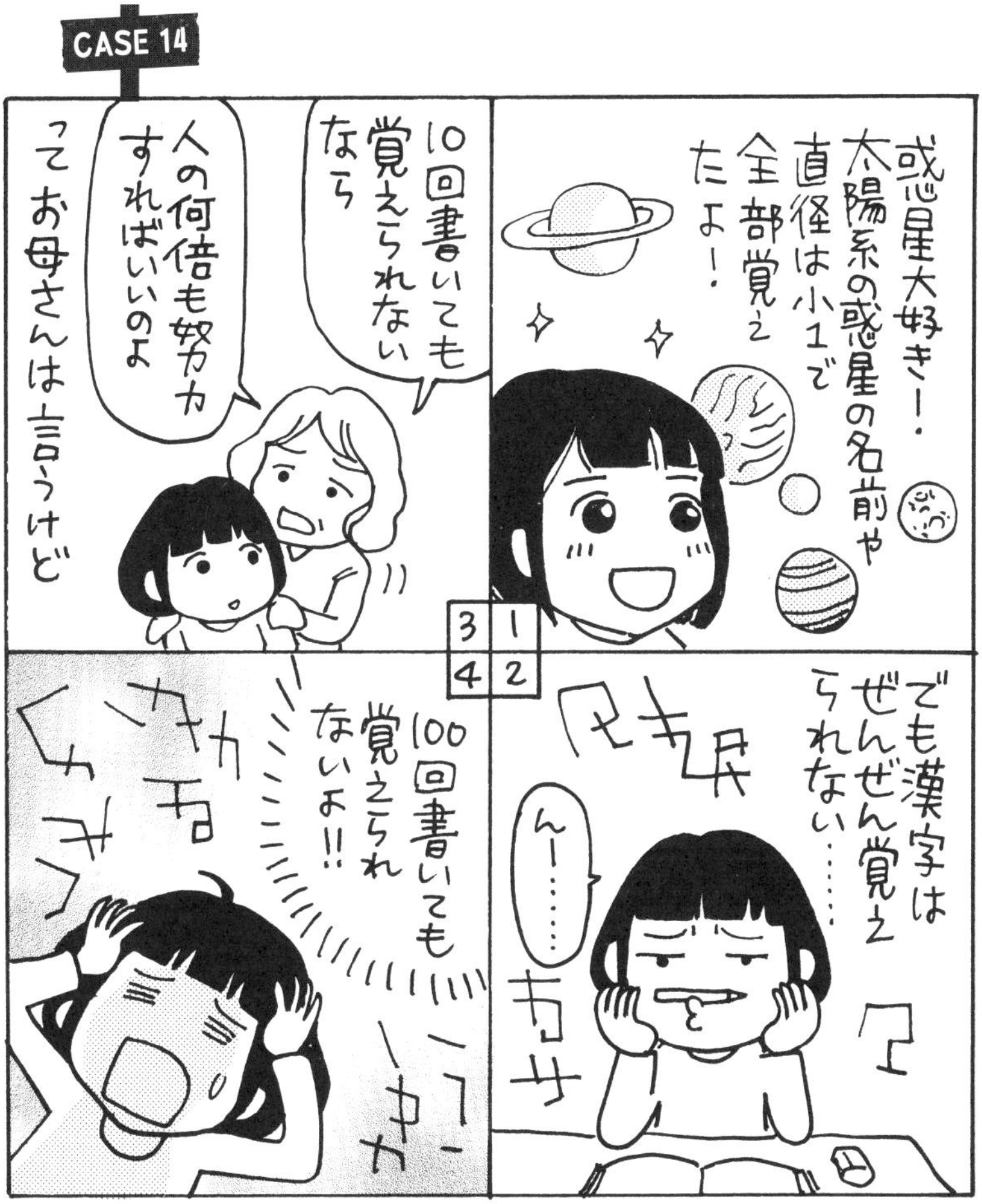
CASE 14
惑星大好き！太陽系の惑星の名前や直径は小1で全部覚えたよ！
でも漢字はぜんぜん覚えられない……
んー……
10回書いても覚えられないなら
人の何倍も努力すればいいのよ
ってお母さんは言うけど
100回書いても覚えられないよ!!

努力が足りないってお母さんとお父さんは言う。だから、100回書いたんだよ。でも、次の日の漢字テストはまた０点だった。嫌になる

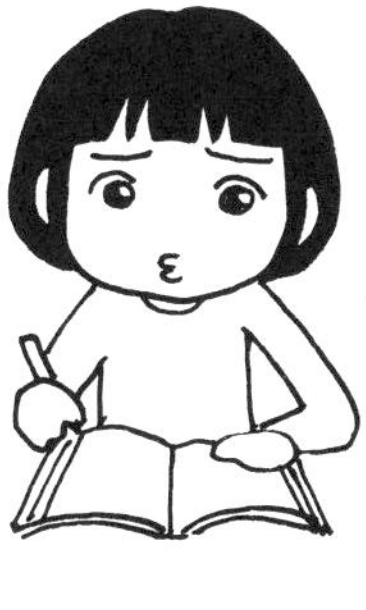

どうしてそうなの？

学習

彼らにとって、学校での学習生活には多くの試練があります。

学校の学習環境は、様々なタイプの刺激で溢れています。校庭から聞こえる声、音楽室からのリコーダーの音、隣のクラスの子どもたちのくすくす笑いや、教室の壁の色とりどりの展示物、黒板やその周辺の文字やお知らせ、机の上の資料集や筆箱の中身……、こうした状況は、発達障害やその傾向がある子どもの集中力を脅かし、心身を疲労させます。そもそも彼らは、**複数の情報から重要なものを選択することが得意ではありません。**こうした学習環境の中で担任が話している声に注意を集中し続けることは彼らにとって至難の業なのです。彼らは決して集中力がないわけではないのです。教室から飛び出てしまうのは、あふれる刺激から自分を守ろうとしているのかもしれません。

こういう子どもたちは、**興味や関心の幅が狭く、それ以外のことに全く興味をもてないということが多い**です。自分が関心をもっていない授業内容や学校イベントを「ぼくには関係ないこと」と言う子どもがいます。小中学校では、興味がなくても覚えなくてはいけないことがありますが、彼らにはその意味がわからないし、それが苦痛でならないのです。

さらに、彼らの中には独特な学習のしかたを必要としたり、文字がくねくね動いたり色が変わったりして字が書けない、読めないという学習障害の子どもがいます。また、情報の受け取り方や記憶のしかたが独特な子たちも多いです。耳から聞いたことを記憶に留めるのは困難でも、イラストや書かれたものを目で見ることで理解や記憶が促進される子もいます。あるいは、実際に手や体を動かして一度でも体験することが知識やスキルを身につけるのを助ける場合があります。体験したことを作文で表現することはできなくても、絵や工作で精密に表現できる子もいます。**彼らは必ずしも知的能力が低いわけでもなく、やる気がないわけでもなく、努力をしていないわけでもありません。**

こうした子どもにとって、**学校での「休み時間」というのは、授業中のさまざまなストレスから自分を解放し、リセットするための重要な時間**となります。ところが、昨今、学校は安全管理上やいじめ予防ということからでしょうか、「20分の休み時間はみんなで外で遊ぼう」「休み時間にひとりの子がいたら声をかけよう」という決まりをもうけ、こうした子どもにとって重要な意味をもつ「休み時間」を取り上げてしまうことがあるようです。

彼らと生きるヒント！

学習

学習における負担で学校生活がストレスとならない工夫をしましょう。

①学習困難の個別の背景をチェック　席についていられない、テストの点数が悪い、宿題を提出できないといった背景に何があるか調べていきましょう。スクールカウンセラーや心理士の力も借り、心理検査なども活用します。知的能力の問題の有無、発達障害の特性の有無、学習障害の特徴を個別に明らかにすること、ひとりひとりの子どもの特性をふまえた学習課程を補う支援計画をたてます。感覚過敏やコミュニケーションの問題があったり、学習のしかたが合わなかったりしたために成績が悪い子は、「努力不足」「やる気がない」「怠け者」と言われて自己評価を下げ、「わかってくれない」と苦しむばかりです。

②座席の位置を検討　教室の窓際や廊下側の壁際の座席は校庭の様子や壁に張られた資料に気を取られてしまうことがあります。座席は、黒板前や、色のあざやかなポスターなどが視野に入らないような場所がのぞましいです。

③校内にリラックスできる居場所を　校内に、「あるがままの姿」でいられ、リラックスできる空間や時間をつくれるか検討しましょう。安全管理上の責任があるため「ひとりだけにな

る」ことはむずかしいかもしれませんが、ボランティアをつけるなどして、彼らのための「居場所」をつくっていきましょう。

④集中を助けるグッズ　イヤーマフやサングラス、冷却パック、使い捨てカイロなどを携帯することで心身が安定し、集中力が増して落ち着いて課題に取り組める子どもがいます。その子に合った集中力お助けグッズを保健室などに備えておくようにしてもらうといいでしょう。

⑤できることに目を向けて　興味や関心の幅が狭いのは、別の見方をすると、特定のこと、ユニークなことにピンポイントで一生懸命になれる特性があるということです。どうしても、できないことに目がいきがちですが、できること、得意なことに目を向けて、そこをのばす機会を学校生活の中につくりましょう。

⑥合理的配慮を　どんなことがその子の学習を困難にしているのか、ひとりひとり違うので、学習の過程や、できることとできないことを観察しながら明確にし、それらが見えてきたら、困難にしている要因をどのようにカバーしたり、支援したりすればいいかを検討します。「合理的配慮」とは「彼らに合わせる」という視点からの支援で、Reasonable Accommodationの日本語訳です。アメリカでは、たとえば読字障害がある場合に、資料や教科書などを音声で読み上げるツール（日本にもデイジーというアプリがあります）を図書館などに置いて活用できるようにしたり、文字を書くことが困難な場合、キーボードの打ち方を早めに教えたり、授業

の内容を記述してくれるノートテイカーをボランティアでお願いしたり、大教室で話を聴くことが不得手な場合には個室で映像をモニターで見ながら学習するのを許可したり、座席をいつも同じところに固定したりというようなことが行われています。日本でもセンター試験や大学での試験や授業等においてこうした配慮が行われ始めました。合理的配慮は過保護な対応ではありません。また、他の児童、生徒や学生にとって不公平な対応であってはならないので、学習の到達目標を下げたり、変えたりすることはしません。あくまでも、学習のしかたや学習環境において、他の児童生徒、学生が不利益を被らない範囲で、「彼らに合わせる」配慮をします。どのような工夫が必要かは、発達障害を抱えるひとりひとりから教えてもらわないといけません。ＮＨＫのＥテレで放映された海外ドラマ「ハンク―ちょっと特別なボクの日常―」で、学習障害のある主人公ハンク少年は休暇中の感動体験を作文には書き表せませんでしたが、箱庭のような工作で表現してみせました。ひとりひとりに合った学習のあり方を認めることで、本来の学習目標を変えることなく、目標達成する機会を与えることができます。それにより、学ぶことの楽しさを体験し、学習意欲や集中力を高め、自信を回復させることもできます。

COLUMN 9

通常学級に在籍する、発達障害の可能性のある子どもたち

平成24年度に文科省が公立小中学校を対象に行った調査結果です。通常学級には6.5％（男子9.3％、女子3.6％）の特別な教育的支援が必要だと思われる児童生徒がいることがうかがわれます。

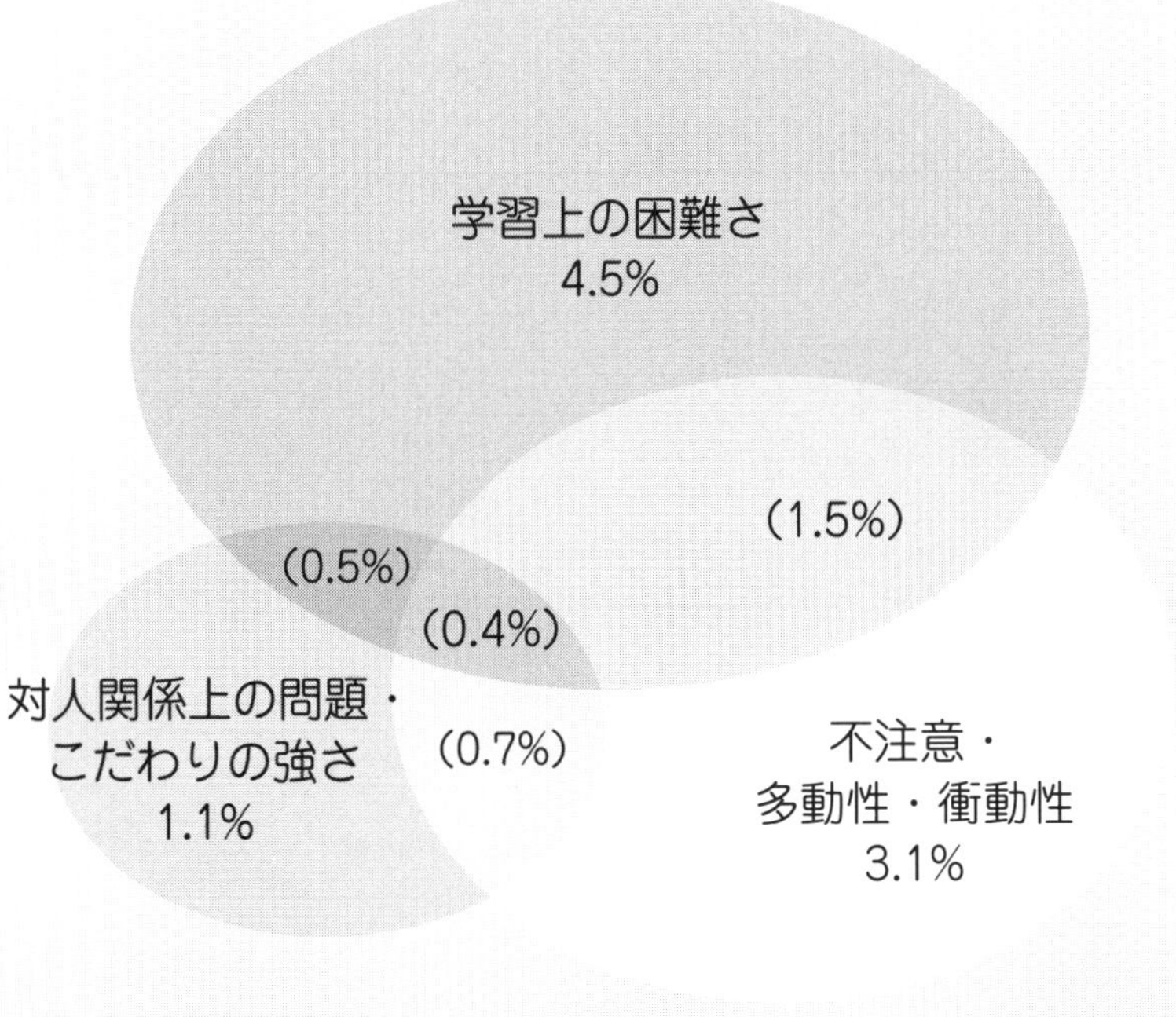

通常の学級に在籍する発達障害の可能性のある
特別な教育的支援を必要とする児童生徒に関する調査結果
文部科学省初等中等教育局特別支援教育課

いじめ

＼子どもの声／

いじめられてるわけじゃない！

CASE 15

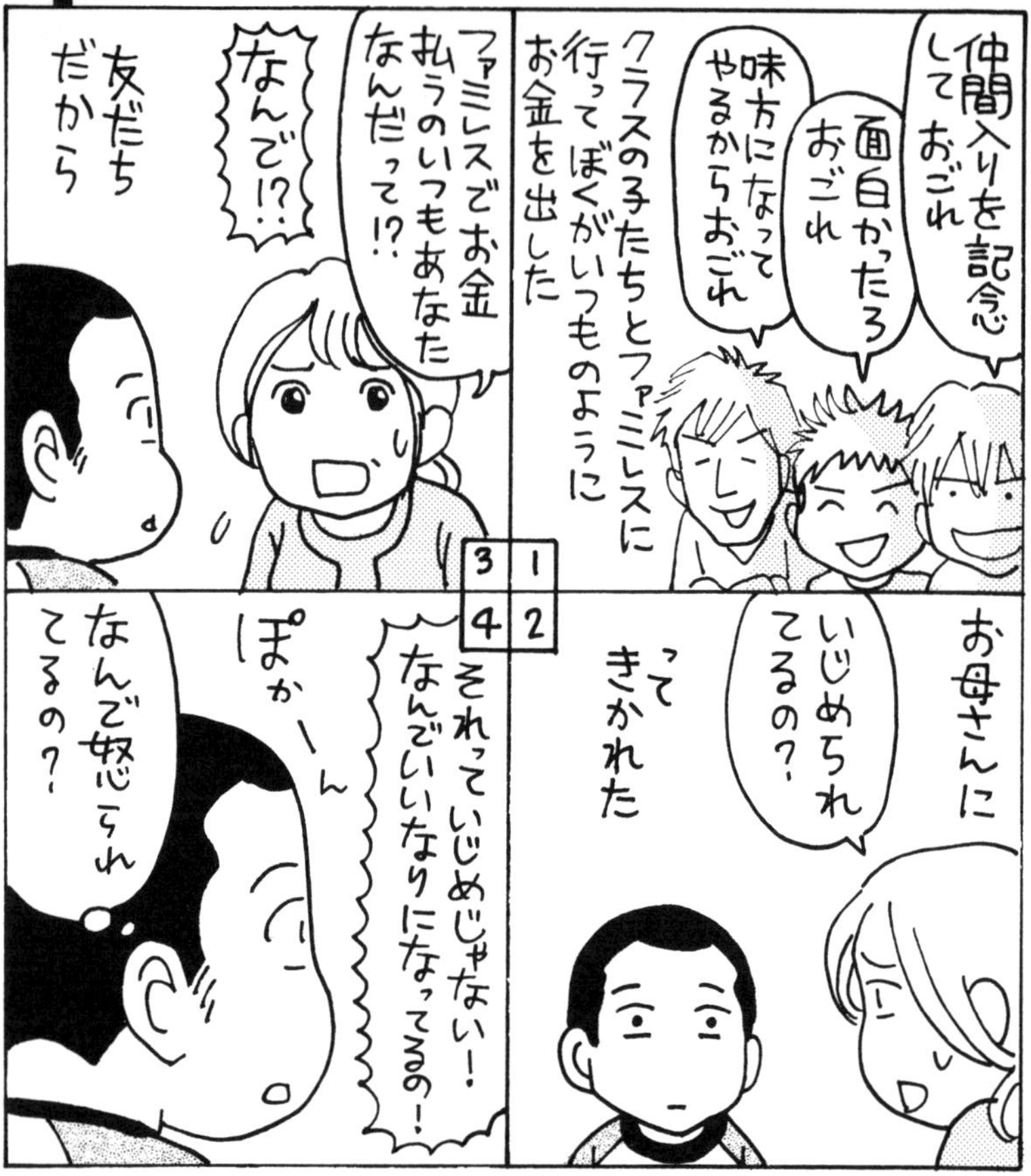
仲間入りを記念して おごれ
面白かったろ おごれ
味方になってやるから おごれ
クラスの子たちとファミレスに行ってぼくがいつものようにお金を出した
お母さんに
いじめられてるの？
ってきかれた
ファミレスでお金払うのいつもあなたなんだって!?
なんで!?
友だちだから
それっていじめじゃない！なんでいいなりになってるの！
ぽかーん
なんで怒られてるの？

「たかられているのよ。いじめだよ」ってお母さんは言う。どうしてそういうこと言うんだろう。友だちだからお金を出したんだよ。「いいなり」ってなんだよ。友だちだからいいじゃん

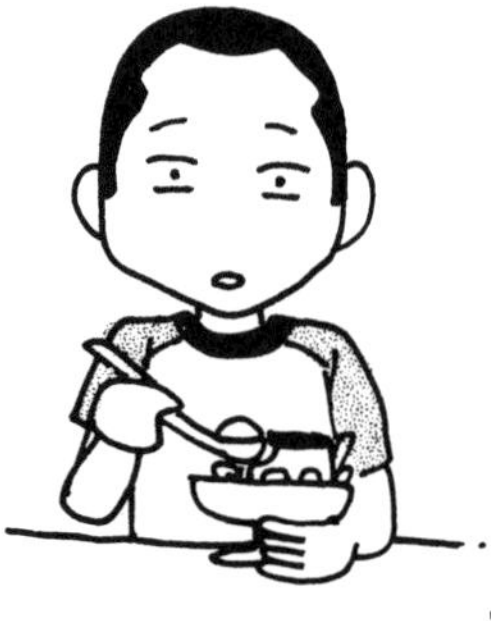

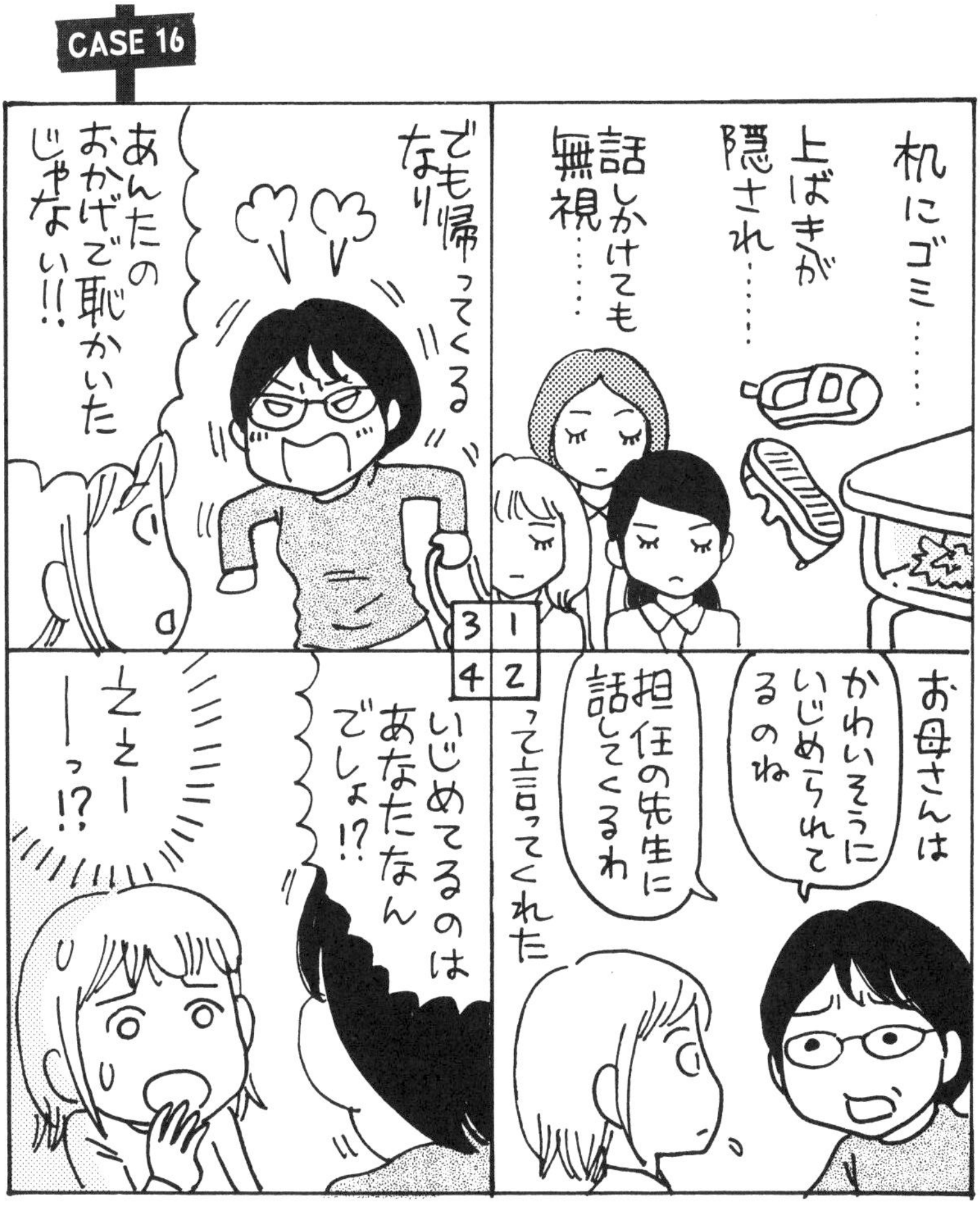
CASE 16
机にゴミ……
上ばきが隠され……
話しかけても無視……
お母さんは
かわいそうにいじめられてるのね
担任の先生に話してくるわ
って言ってくれた
でも帰ってくるなり
あんたのおかげで恥かいたじゃない!!
いじめてるのはあなたなんでしょ!?
えぇーーっ!?

あたしがいじめられてるってお母さんに言ったのに、学校から帰ってきたお母さんは、「いじめてるのはあなただって言われたじゃない！」ってすごい剣幕。あたしの言った言葉で学校にこられなくなった子がいるんだって。上ばき隠されたのはあたしなのに

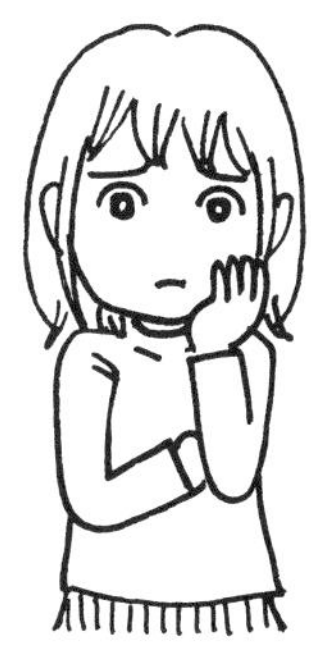

どうしてそうなの？

いじめ

いじめの加害者にも被害者にもなりうる可能性があります。

発達障害やその傾向がある子どもは、いじめの対象になりやすいところがあります。テストの点が悪かったり、約束を守らなかったり、頓珍漢《とんちんかん》な発言をしたりという様子から、「うざい」「きもい」などと言われ、仲間外れにされたり、物を隠すなどの嫌がらせをされたり、ストレス発散の対象となって暴言や暴力を受けたりします。確かに、こうした子どもたちの中には相手の気持ちを逆なでするようなことを口にしたり、自分ルールにこだわって協調性を乱したり、口約束を忘れてすっぽかしてしまったりしてしまうものもいます。でも、**この世には、「いじめられて当然」「いじめにあってもしかたない」という人間はいない**のです。

ところで、文部科学省のいじめの定義には、いじめを受けた者が「精神的苦痛」を体験することが含まれています。しかし、こうした子どもは時々、いじめられても苦痛を訴えてこないことがあります。どうしてでしょう。対人関係やコミュニケーションの理解が不十分なため、いじめという関係に気づけていないのかもしれません。また、「友だち」「仲間」という概念を勘違いしていることがあります。いじめっ子に、万引きをさせられたり、お金を巻き上げられたり、人権侵害に当たるような行動をとられたりしても、「お前は仲間だからな」などと言われていると、**自分はいじめられているのではなく、友だちと遊んでいるだけだと主張する**のです。特に、長い間友だちをつくれなかった子どもの場合、利用されたり、だまされたりしていることがわからず「やっと自分にも友だちができた」と思っていることもあるようです。その結果、残念なことに、学校の介入が遅くなってしまうことがありました。

一方で彼らは、「いじめっ子」として問題になることもあります。ある保護者は「うちの子、いじめられている」と担任に相談したところ、「実は、いじめている側のほうです」と言われてしまったことがありました。本人に悪気がなくても、いじめの定義ではいじめられた側が苦痛を体験していたらいじめとなるのです。**相手の気持ちがわからず、嫌がることをいつまでも言い続けることで「いじめっ子」となってしまう**のです。

いじめは、直接関わっていない目撃者を含めて、それに巻き込まれた子どもすべての心を傷つけます。たとえいじめが終わったとしても、自己評価や他者への信頼感、心身の健康に望ましくない影響を長期にわたって及ぼすことを覚えていてください。

彼らと生きるヒント！

いじめ

どんな子どもでも、この世に「いじめられてもしかたがない」という子どもなどいません。「いじめは心を鍛える」は間違いです。

①友だちづくりを急かさなくていい

小さい頃から、友だちづくりが下手な子どもを見ていると、つい言いたくなってしまう言葉ですが、「友だちをつくりなさい」と焦って言うことはありません。発達障害やその傾向がある子どもたちは、決して人に無関心なわけではないのです。彼らも、友だちが欲しいという気持ちをもっています。実際、長いつきあいの友だちをつくれる子もいます。彼らが孤立しているからといって、誰かと仲良くさせようとあわてることはありません。それよりも、彼らが家族とは異なる他者という存在に関心や安心感を抱ける環境を提供しましょう。友だちと呼べる人間関係はゆっくりと築いていけばいいのです。

②保護者同士のネットワークを

こうした子どもは、学校生活についてあまり詳細に話をしません。そのため、保護者が、クラスの他の保護者とコミュニケーションをとるようにし、気になることがあったら教えてもらうという関係をつくっておきます。女子の保護者のほうがよく知っていることがあります。また、持ち物や服の汚れ、失くし物に注意しましょう。寝ている時にうなされる、食欲がなくなる、情緒が不安定というような変化がみられたら、担任に相談してみるといいでしょう。

③まずは安全、そして安心を

いじめられているならば、まず本人の安全な環境を整えます。安全が確保されないならば、一時的に登校させなくてもいいです。調査をする間、安全でない学校に登校させることはありません。また、「この子にも問題が」と言われたり、感じたりしても、「あなたがこうだからいじめられるのよ」などと子どもを責めず、子どもがもっている課題を明確にしたうえで、その課題への指導を行っていきます。

④いじめになる言動や行動を具体的に

いじめる側になっている場合、「相手の気持ちを考えなさい」という指導よりも、「してはならない言動や行動」を具体的に教え、代わりにそうした状況でとるべき適切な行動を教えていきます。たとえば、どうしてもイライラさせられるクラスメイトには、「ばか」と言って髪の毛をひっぱるのではなく、その子からは離れ、教師や他の大人のところにいって話をするよう説明します。

⑤いじめられた子を孤立させない

いじめられていると知ると、「やられたらやりかえしなさい」と言いたくなりますが、決していじめの解決になりません。「無視しなさい」もＮＧです。無視は相手の攻撃性を完全に抑止することはできません。こうした言葉がけはいじめられている子を一層孤立させます。いじめられている子を孤立させないことが重要です。

不登校・ひきこもり

子どもの声

学校にはぼくの いる場所がない

CASE 17

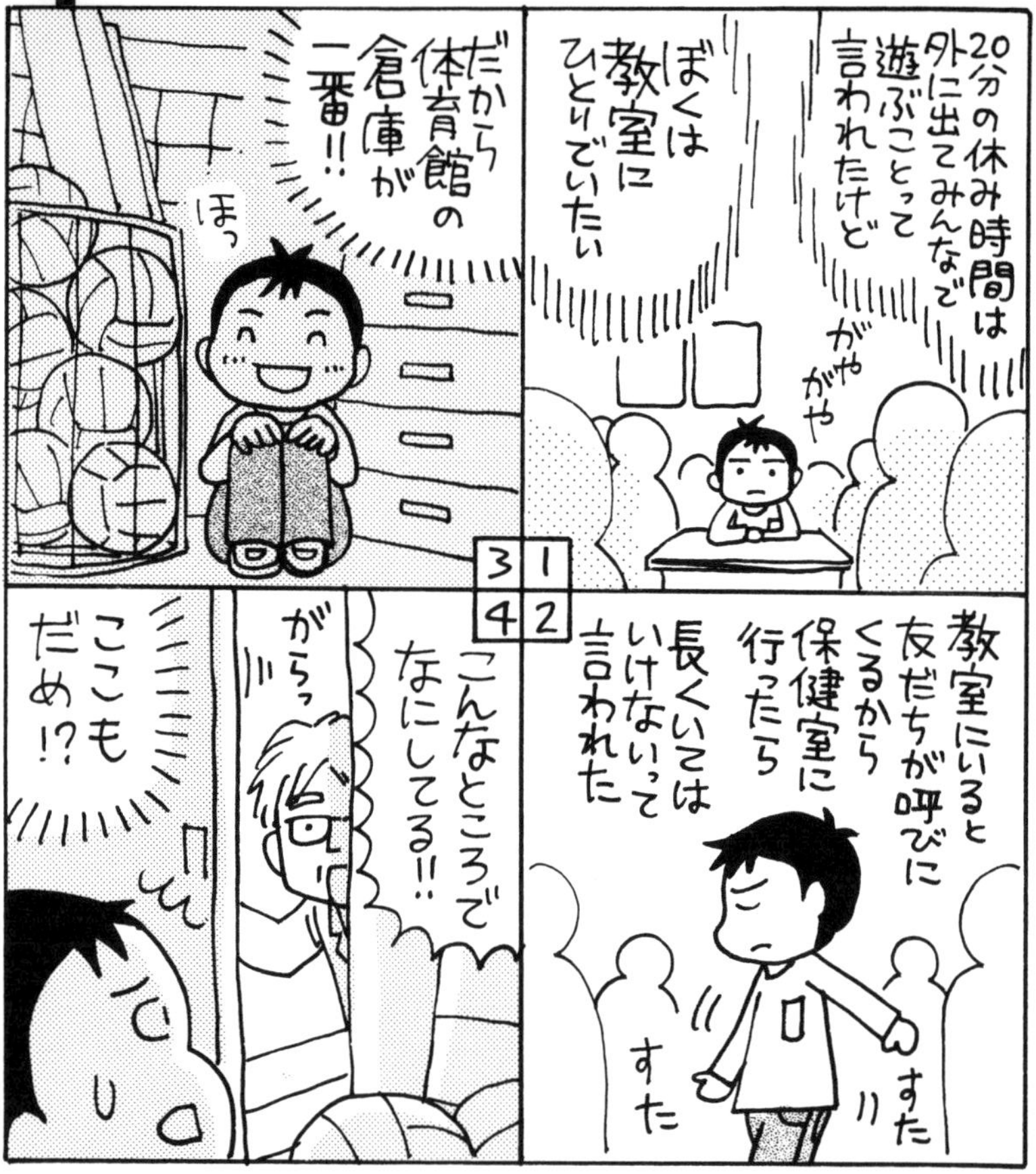

20分の休み時間は外に出てみんなで遊ぶことって言われたけど
ぼくは教室にひとりでいたい
がやがや
教室にいると友だちが呼びにくるから保健室に行ったら長くいてはいけないって言われた
すたすた
だから体育館の倉庫が一番!!
ほっ
こんなところでなにしてる!!
がらっ
ここもだめ!?

休み時間は「休む」時間でしょ。だからひとりで寝ていたのに。なんだか学校にはぼくがいる場所がないよ

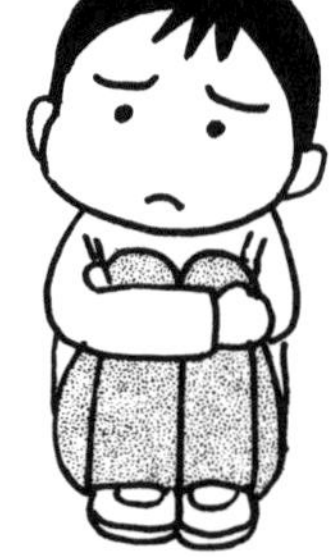

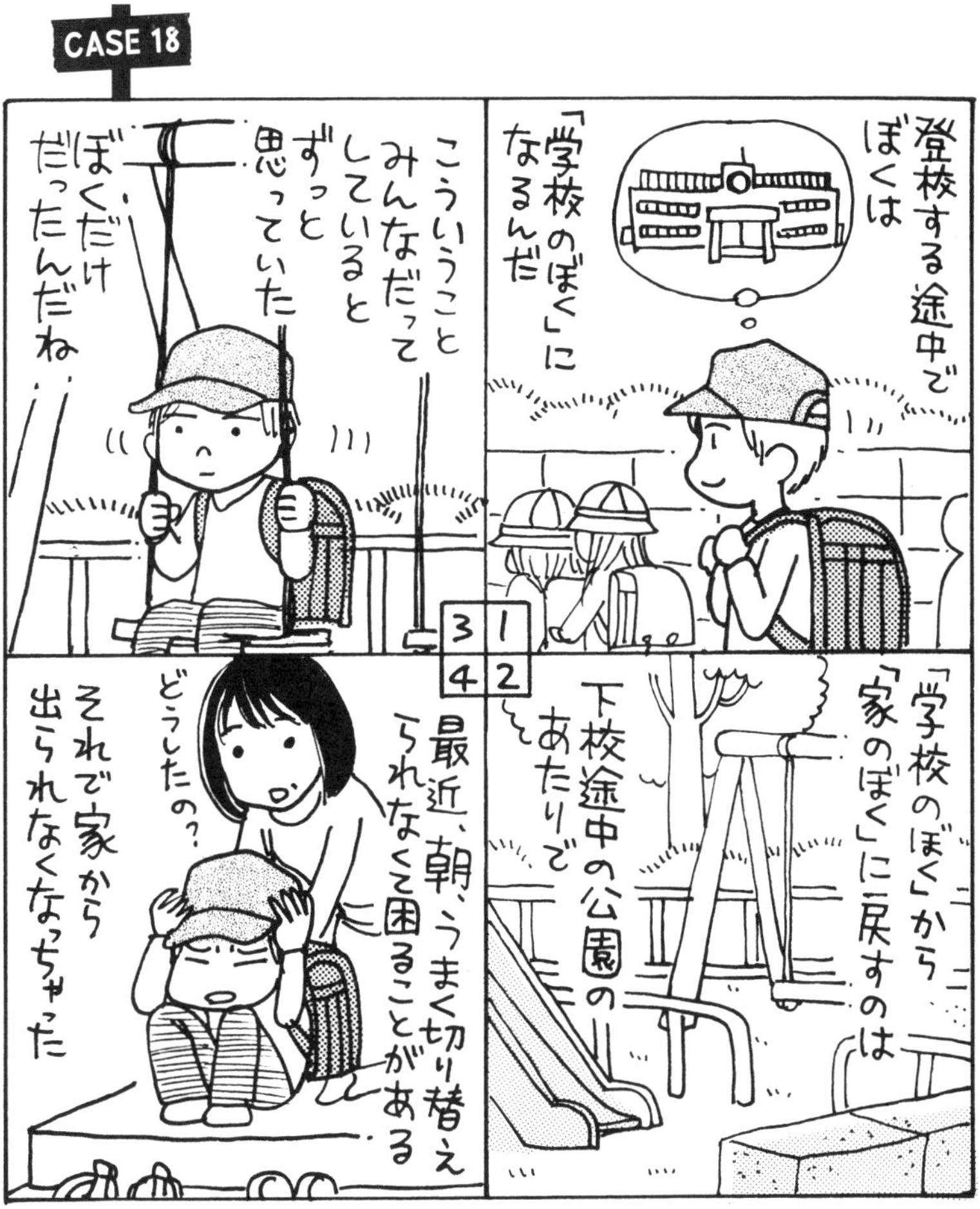
CASE 18
登校する途中で
ぼくは
「学校のぼく」に
なるんだ
「学校のぼく」から
「家のぼく」に戻すのは
下校途中の公園の
あたりで
こういうこと
みんなだって
しているとずっと
思っていた
ぼくだけ
だったんだね…
最近、朝、うまく切り替え
られなくて困ることがある
どうしたの？
それで家から
出られなくなっちゃった

ぼくは「学校の自分」と「家の自分」を切り替えないと苦しくなる。「家の自分」になったら学校のことは忘れてゆっくりしたいんだ

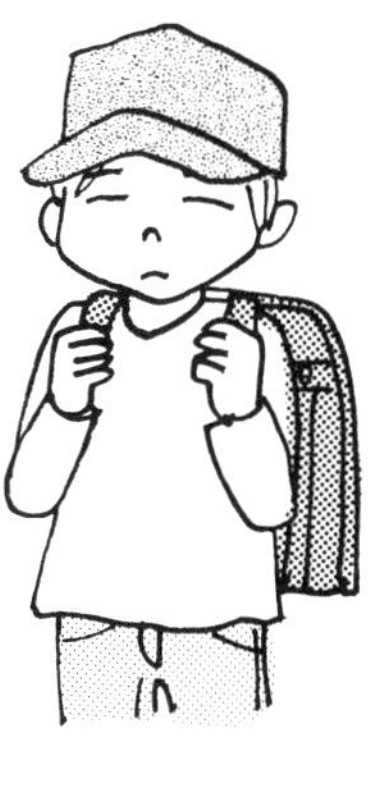

どうしてそうなの？

不登校・ひきこもり

学校にいることがつらくてしかたがない子どもがいます。

学校で、うまく会話が続かない、体の動きが不器用で体育で失敗し笑われる、変なことを言ってしまってからかわれる、自分のやり方を通せない、教室の掲示物や教室内外から聞こえる様々な声や音に疲れる、みんなと同じように学べない、覚えられない……ということは、発達障害やこうした傾向がある子どもたちの多くが毎日のように体験しているのです。彼らは、学校環境に安心感をもてず、「あるがままの姿」を出すことが許されないという思いをもち、学校で多くのストレスを体験しています。

現代社会では、学校でひとりで過ごすことは、実はむずかしいのです。学校というのは、そもそも集団生活の場です。様々な人と関わることを学ぶ場でもあるのです。また、安全管理上の問題もあります。そのため、こうした子どもが、ひとりで休憩したり、リセットしたり、充電したりして過ごす場や時間が学校につくれないでいる状況があります。

もちろん、こうした子どものみんながみんな不登校になるわけではありません。彼らの中には、授業中や休み時間に好きなこと（たとえば、迷路を自由帳に描いたり、好きな本や図鑑を読んだり、空想をしたりなど）をしたり、ひとりになれる場所で目をつぶって刺激を少しでも減らしたりして神経を休めている子がいます。勉強はだめでも、違うところで得意なことを披露する機会をもち、みんなに必要とされる体験をもつことで安心できる「居場所」を見出している子もいます。

彼らの不登校の背景には、「あるがままの姿」で安心していられる「居場所」がないということの他にも、**ゲーム三昧による昼夜逆転という問題**もあります。彼らは仮想世界のゲームに依存しがちです。彼らの多くはもともと乳幼児期から生活リズムが不安定だったりします。こうしたことから、夜ふかしをして朝起きられず学校に行けなくなるのです。また、**彼らのルールへのこだわりから、遅刻して途中から教室に入るということは「いけないこと」と認識し、自分に許せないでいる**ことも多いです。

多くの子は、不登校中でもまるっきりひきこもった生活をしているわけではありません。自分が欲しいものを買いに出たり、興味のある社会科見学などの学校イベントには参加したがったりということがあります。教室という閉じた空間よりも、広い空間のほうが安心できることもあるし、じっと座っていなくていいということも彼らにはラクなのかもしれません。「ここで何をする」という目的や役割がはっきりしていることも安心感につながっているようです。

不登校・ひきこもり

学校を彼らの「居場所」にするにはどんな工夫が必要でしょう。

①個別のストレスを理解

子どもから教わったり、教室での様子を担任やクラスメイトから聞いたりして、どのような体験（たとえば、学習、友人関係、こだわり、感覚過敏、その他自己評価を低下させるようなこと）が、こうした子どもにとってストレスになっているかを探りましょう。時には、家族の体調不良など、学校ではない場でのストレスが不登校を招いていることもあります。

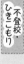

②リラックスができる空間を学校に

ストレスとなっている問題が明確になってもそれを減らすことがむずかしいことがあります。その場合、こうした子どもが心身を休め、リラックスできる時間と場を学校の中につくれるかどうか、教員と一緒に考えてみます。安全管理の必要から、「ひとりでいる」ということはむずかしく、スタッフを増員して子どもにつけることは準備に時間がかかることを理解しておかねばなりません。もし、「ひとりでいる」のがむずかしい場合、イヤーマフや耳栓、アイマスクをして机の上に伏せて休み時間を過ごすことを認めてもらうことでストレスを減らすことができます。保健室にあらかじめ決めた時間、ひとりで横になることでリセットできることもあります。休み時間に、天井の蛍光灯を消してもらったり、暗幕に包まったりするだけでも神経の興奮が弱められると教えてくれた子がいました。

③好きなことに取り組める場を

子どもによっては、好きなことに夢中になることで充電ができることがあります。ある子どもは授業の後に自由帳に迷路を描き続けることで、次の授業への集中力を回復できることがありました。また、得意なことを披露する機会をつくることで、「あるがままの姿」を認められ、必要とされている実感を得ることができて、学校に自分の「居場所」を見出せることもあります。

④自己理解を深める時間に

不登校となった子が全員将来ひきこもりになるわけではありません。家以外に安心できる環境を見つけ、自分を守る力を獲得することで、時期がくれば、外に自由に出ることができるようになります。不登校の支援目標は、必ずしも「学校に行けるようにすること」ではないのです。不登校の間に、ぜひ身につけてほしいことは「自己理解」です。自分の強みや弱さなどの特性に気づき、そのうえで、他者を信頼し、自立して生きていく力を育てるのです。学校に行けなくても、家庭やほかの場で自分の強みをのばす時間をつくること、自分の弱点を補う工夫をすること、カウンセリングを含め、家族以外の他者と関わること、家庭や地域で何らかの「手伝い」に従事すること……こうしたことができる自分に気づくことで、不登校は「ひきこもり」には発展せず、自立への通過駅となっていきます。

ルール・同じであること

子どもの声

なんで守らないの!?

CASE 19

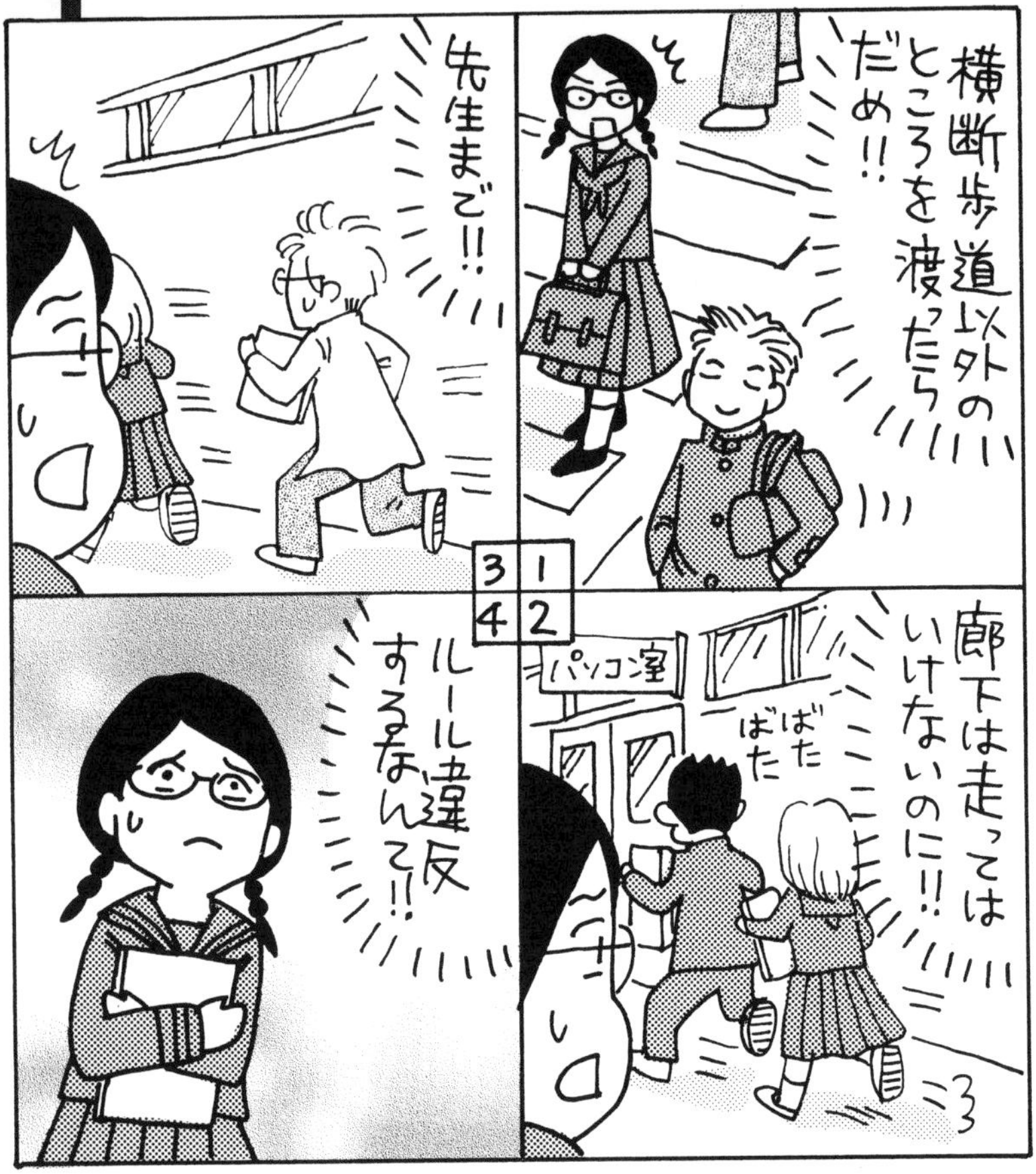

横断歩道以外のところを渡ったらだめ!!
廊下は走ってはいけないのに!!
パソコン室
ばたばた
先生まで!!
ルール違反するなんて!!

一度決めたことは守らないといけないことなのに。先生が注意しないから私が注意したのに、「うざい」って言われちゃったじゃない。何なの!

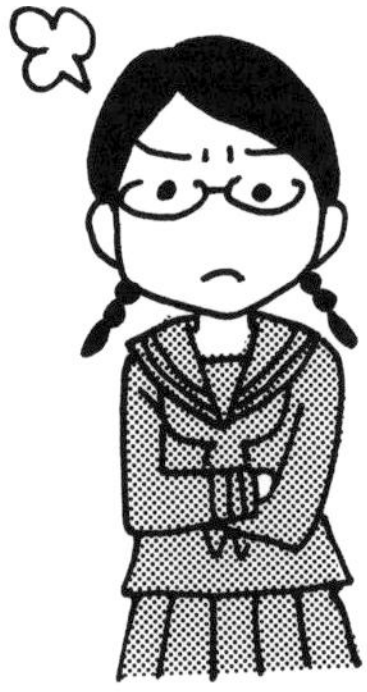

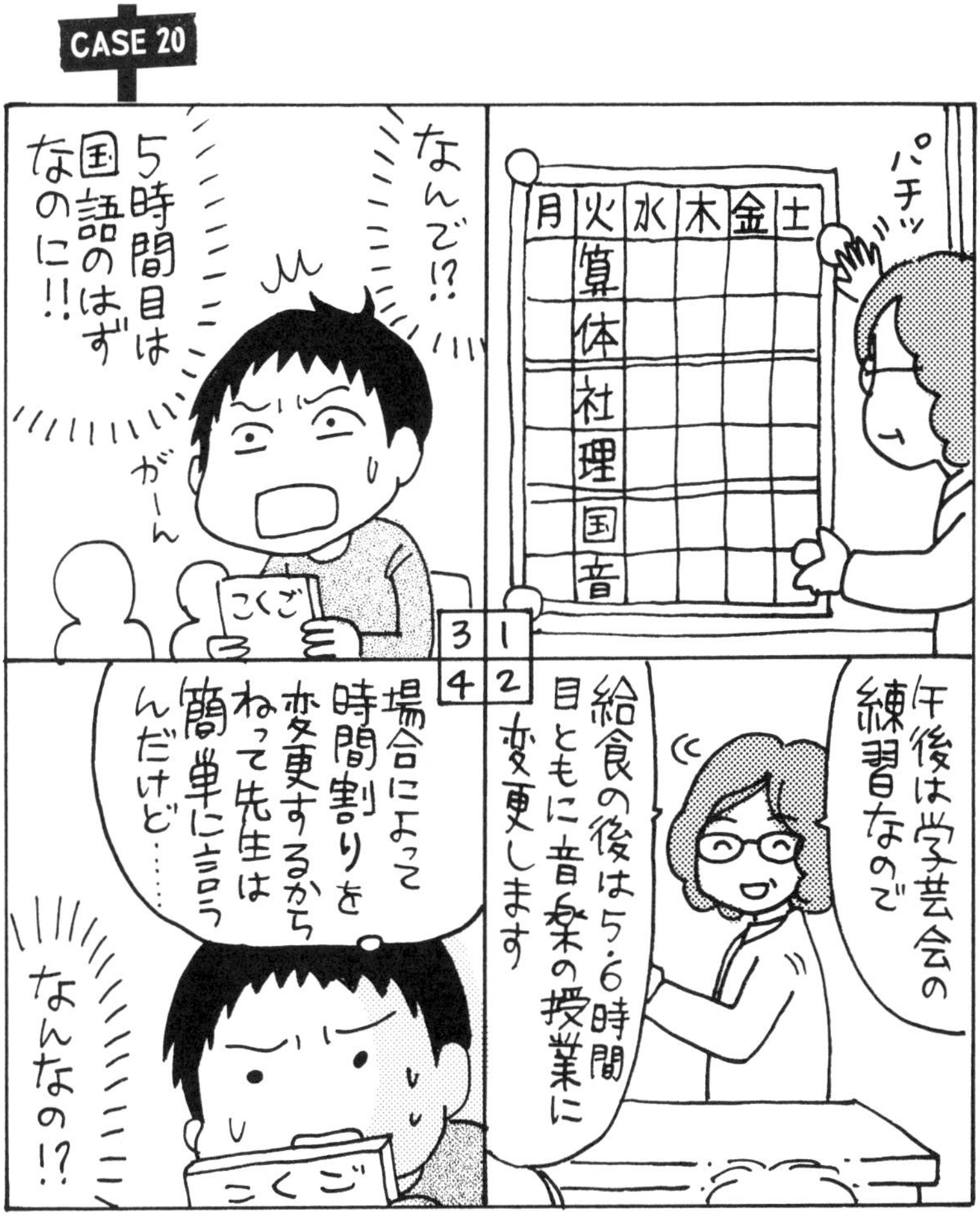
CASE 20
パチッ
月
火
水
木
金
土
算
体
社
理
国
音
午後は学芸会の練習なので
給食の後は5・6時間目ともに音楽の授業に変更します
なんで!?
5時間目は国語のはずなのに!!
がーん
こくご
場合によって時間割りを変更するからねって先生は簡単に言うんだけど……
なんなの!?
こくご
3
1
4
2

ぼくはいつもと違うことが許せない。予定通りに、いつもと同じにやってほしいのに。なぜ、そうできないの？　「急きょ」「臨機応変」ってなんだよ！

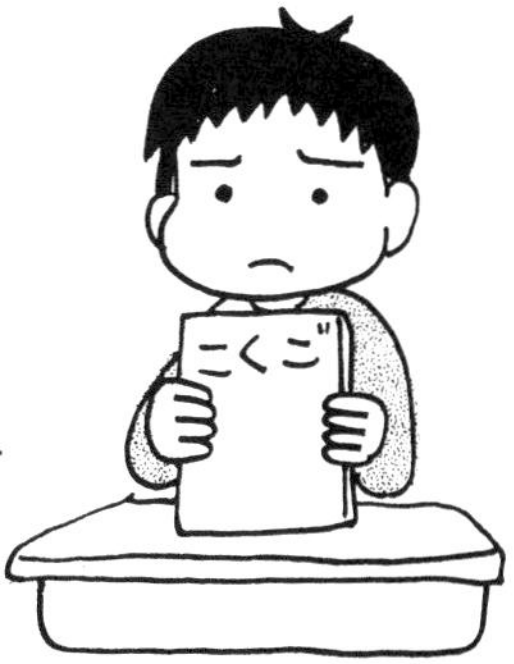
こくご

どうしてそうなの？

ルール・同じであること

「同じであること」「変わらないこと」は彼らにとって重要なことなのです。

彼らは「突然」とか「急遽《きゅうきょ》」が苦手です。「たまたま」や「偶然」も嫌いです。「場合によって違うこと」や「臨機応変に対応すること」にも混乱して動けなくなってしまうことがあります。**「いつも同じであること」「変わらないこと」というのが彼らに大きな安心感と安定感を与える**のです。

私たちがいるこの環境は、多くの刺激に満ち、複雑に変容します。そうした環境は、柔軟性に乏しく推測する力に限界がある彼らには、大きな不安を与えることになるのです。そうした不安を少しでも軽減するうえで支えとなるのが、「決まり」「ルール」なのです。こうしたものがあることで、つかみどころのないようにみえていた環境が、彼らにとって納得できる「安定した構造」をもったものとなります。ルールに基づいた環境は、わかりやすく、安心感も与え、先を読むことも容易にします。そのため、主体的、積極的に目の前の状況に関わることも可能になります。

一度決めたルールが変更されたり、「場合によって」変化したりということは、理解できているると思っていた世界が消えてなくなってしまうような体験となるようで、途端に不安に陥るのです。「赤信号、みんなで渡れば怖くない」という文句は、たいていの人にとって、くすっと笑えて、かつ、深くうなずける現実を表していますが、発達障害やその傾向がある子どもにとっては、「赤信号は渡らないもの」というルールとして理解しているため、なぜ「みんなで」であれば渡っていいのか、なぜルールを破っているのに「怖くない」のかが理解できず、むしろ、ルール違反なのに笑って許容している私たちの態度に腹をたててしまうのです。

ルールを重んじるとともに「いつも同じであること」というのを重視します。そして、**変化にとても敏感に反応します**。ある時、「このところ、この傘たてには透明の傘が2本と他に2本ありましたが、今日は今のところ全部で3本です。あと1本あると落ち着くんですが……」と言いだした子がいました。よく見ているなと思うとともに、この子が変化のあるこの世界でどんなに苦労して生きてきたかを実感しました。

私たちが見逃しているような「変化」を、彼らは不安や不快感や疑問とともに体験しています。

COLUMN 10

「自分」に起こる変化も怖い！

「大人になるのが嫌だ」「成長するのって怖い」という子どもがいます。ある子どもは言いました、「ぼくがぼくでなくなってしまう」と。

彼らの変化への不安や不快感は、自分自身に対してもあるのです。特に、思春期に体験する第二次性徴という変化は、彼らに大きな不安を与えることがあります。ある子どもが、「成長を止める方法はある？」と質問してきたことがあります。

推論する力や想像力がかたく、限界のある彼らにとって、「変化すること」は自分が自分でなくなってしまうような体験でもあるのかもしれません。

そんな時期には、自分の連続性（外見は変化しても、自分は自分のまま変わらないということ）を理解できるように話しかけていきましょう。たとえば、写真を見せながら、「幼稚園の時はこうだったね。それが、小３の時にはこんなになって、今はこうだね」というように、同じ「あなた」だけど、こんなふうに変わるのが「成長」なんだということを説明します。また、ノートの文字を見せて、「鏡文字ばかりだったけれど、こんなふうに書けるように成長したね」と語りかけるのもいいでしょう。成長という変化は、自分が自分でなくなる変化ではなく、自分が過去・今・未来へ連続して存在していくプロセスであるとわかってもらえたら、彼らは少し安心できるでしょう。

彼らと生きるヒント！　ルール・同じであること

この世はルール通りとはいきません。また、常に変化しています。それは環境も自分もです。生きている以上、「変化」とつきあっていかねばなりません。

①日常の習慣を大事に　世の中にはどうしても変化がつきものです。だからこそ、日常生活の中に「変わらないもの」「毎日の習慣」（今流行りの『ルーティン』ですね）をつくりましょう。たとえば、歯の磨き方やお風呂で体を洗う順番を決める、食事をする時の席を固定する、毎朝同じ時間にジョギングするというようにです。「同じ習慣」「同じやりかた」というものが、変化を避けられない生活の中で、子どもに安定と安心を補ってくれることがあります。

②変化はわかった時点で予告して　避けられない変化が事前にわかるようであれば、早い段階で、「いつもと同じではないこと」「変わること」を繰り返し説明するようにしましょう。できたら、紙などに書いて、見えるところに張っておくのも助けになります。

③機嫌のいい時に小さな変化を意図的に体験させて　避けられない変化に「のる」練習をします。大きなものではなく、ちょっとした小さな変化を意図的に起こし、それでも自分の安全は脅かされないこと、自分は自分のままだし、世の中の他の部分も同じままであることを経験

させます。あるお母さんは、子どもも親も余裕がある時に試すのがいいと次のようなことを教えてくれました。たとえば、子どもが興味のあることをするために出かける際、「お昼は大好きなナポリタンを食べよう」と言って家を出ます。しかし、昼になると「予定を変更して、たぬきうどんを食べるよ」といってうどん屋に入ります。店に入る段階でパニックを起こしかけます。ここで親はあわてず、たぬきうどんも好きな食べ物であることに気づかせ、食べてから子どもの興味のあることをすると説明し、子どもが落ち着くのを見守ります。興奮がおさまってたぬきうどんを食べられたら、食後に好きなアイスを頼んでもいいでしょう。変化に「のる」力をつける、勇気ある大切な試みです。

④例外ゲームをしてみよう

「例外ゲーム！」（コラム11参照）というのを子どもとしたことがあります。子どもによっては楽しみながら、「かたさ」や「思い込み」をやわらげ、ルールへのこだわりを少しだけやわらかくしていくことができました。

このゲームでは、彼らが大事にしているルールを否定しないことが必要です。ただ、「そのルールが正しくない場面（そのルールが間違っている時）があります。それはどういう場面（時）でしょう」と質問します。頭をやわらかくするブレインストーミングのゲームです。

COLUMN 11

やってみよう、例外ゲーム！

ルールは大切だけど、それだけに固執していると、臨機応変に対応することはむずかしくなります。ルールというのは、状況という文脈の中で理解され、実行されるものだからです。そこで、子どもに例にあるような問いを投げかけて、一緒に答えを考えるゲームをしてみましょう。たとえば……。

▼廊下は走らないというルールがあります。でも、廊下を走ることが正しい場合があります。それはどんな時でしょう。（例：緊急時とかね）
▼上ばきで校庭に出てはいけません。だけど、上ばきのまま校庭に出ることが正しい時もあります。それはどんな時でしょう。（例：避難訓練とか！）
▼横断歩道を渡るというルールは大切です。でも横断歩道を渡らないことが正しいこともあります。それはどんな時でしょうか。（例：工事してる‼）
▼雨がたくさんふったら傘をさすことが正しいです。でも、雨でも傘をささないほうが正しいことがあります。それはどんな時でしょう。（例：暴風雨の時！）

答えはひとつではありません。ゲームですから、頭をやわらかくして子どもと一緒にいろいろな場面を考えながら、ルールへのかたい姿勢を変化させていきましょう。

記憶

＼子どもの声／

覚え方も忘れ方もみんなと違うみたい……

CASE 21

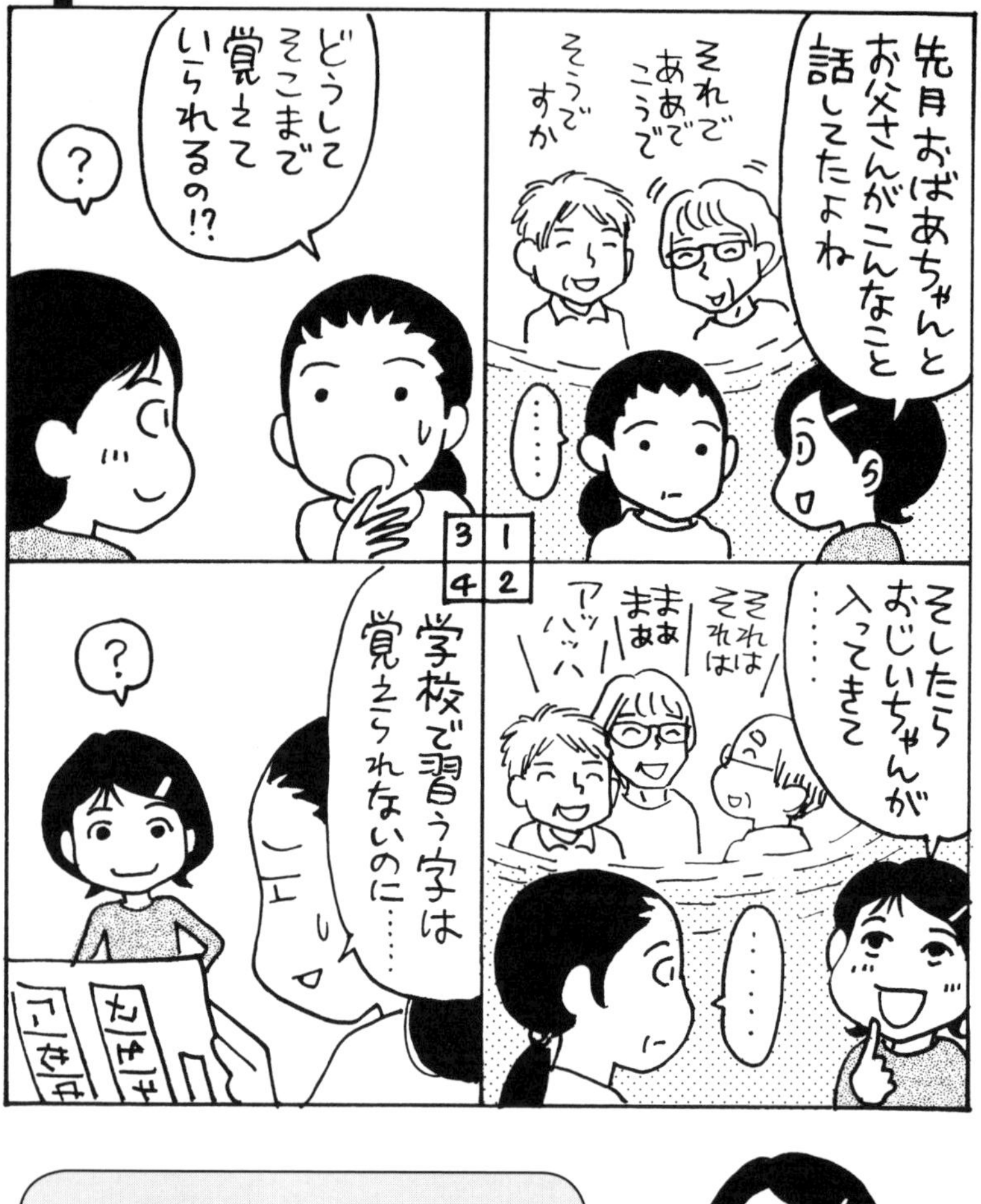

先月おばあちゃんとお父さんがこんなこと話してたよね
それでああでこうで
そうですか
……
そしたらおじいちゃんが入ってきて
……
それはそれは
まあまあ
アッハッハ
……
どうしてそこまで覚えていられるの!?
?
学校で習う字は覚えられないのに……
?

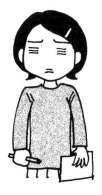

一度見た風景やテレビドラマのシーンは全部頭に入っている。消そうと思っても消えないんだけど、ある時パッて違うことと入れ替わって全部忘れちゃうんだ

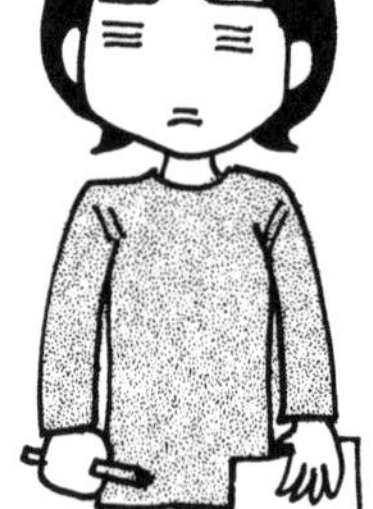

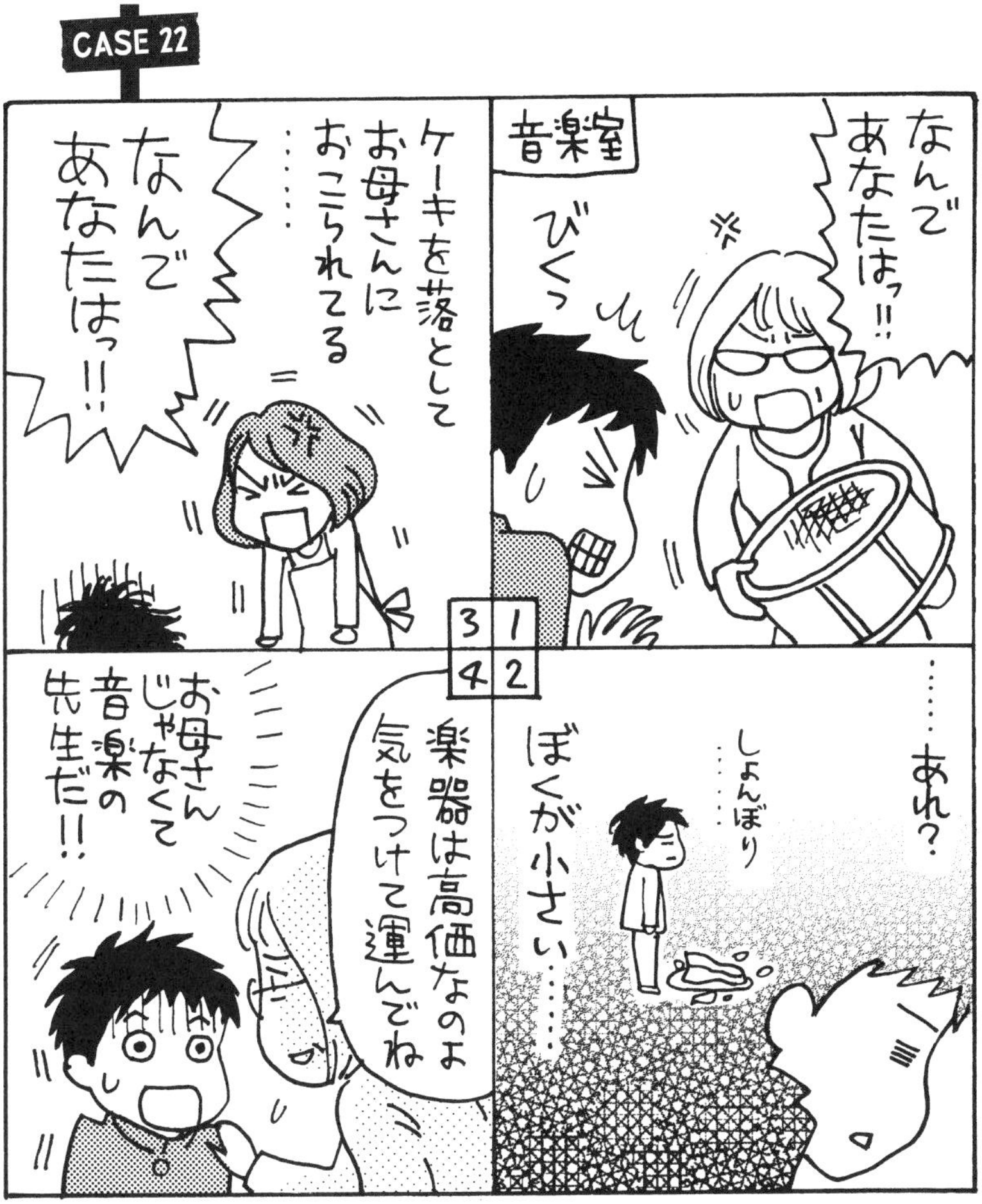
CASE 22
音楽室
なんであなたはっ!!
びくっ
……あれ?
しょんぼり……
ぼくが小さい……
ケーキを落としてお母さんにおこられてる……
なんであなたはっ!!
楽器は高価なのよ気をつけて運んでね
お母さんじゃなくて音楽の先生だ!!

時々、知らない間に違う時間にとんでいることがある。タイムスリップっていうらしい。すごくなんてないよ。たいてい、小さいころのすごく嫌な場面にとぶんだから！

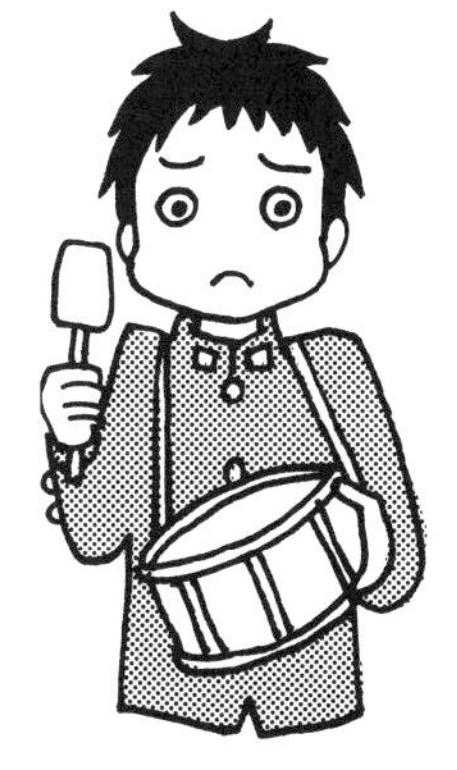

どうしてそうなの？

記憶

記憶のしかたや記憶したものの再生のしかたが、私たちとは少し違うのかもしれません。

昨日も10年前も彼らにとっては「過去」の中の点です。点同士がつながることはむずかしいようです。なので、10年前の出来事も「昨日、これこれだったでしょ」などと説明します。また、彼らは過去と現在、現在と未来の間に連続性を感じることもむずかしいようです。

記憶できないことが学習や対人関係に困難をもたらしています。英単語や漢字を何度書いても一晩寝て起きるとほとんど忘れてしまい、テストの点数が悪いために知的に低いと思われてしまうこともあります。しかし、同じ子どもが惑星の学名や体積や太陽からの距離を正確に記憶していることがあるのです。また、口で約束した内容をすっかり忘れてしまい、約束をすっぽかしてトラブルになったり、電話で用件を聞いて復唱しても、受話器を置いたとたんに頭から消えてしまうなんてことも体験しています。一方で、数回見ただけで、図鑑や辞書の内容を記憶したり、数ヵ月前の服装を正確に覚えていたりして、周囲を驚愕させることもあります。時には、いつまでもありありと覚えている会話や情景に不快感や苦悩を体験していることもあるようです。また、こうした正確な記憶内容は、ちょうどテレビ番組の録画と同じように、ある量をすぎると、突如、すべて消えてしまうというようなこともあります。時とともに徐々に記憶が薄れていくという私たちとはかなり違うようなのです。

彼らの記憶は、**意味を理解するというよりも、映像としてありのままに脳に記録されるもので「デジタル記憶」**と呼ばれます。デジタルカメラで写真をとるように、覚えるというよりも、情報を撮影するという感じです。また、思い出すというのも、いわゆる私たちがするように暗記したものを引っ張り出すのではなく、撮影した写真を眺めるという感じなのでしょう。彼らの脳の記憶をつかさどる部分の大きさや機能が、通常の人間と異なっているという医学的報告もあります。**彼らの努力不足で記憶できないのでも、苦労して記憶しているのでもない**のです。**記憶について自分でコントロールすることができないと感じていることが多い**です。

こうした子どもの中には、**タイムスリップ現象を体験している**子がいます（杉山登志郎著『発達障害の豊かな世界』）。これは、ある強い不快な感情を体験した場面で、同様の感情を体験した過去の特定の場面にタイムスリップをしてしまう経験です。ストレスフルな出来事がフラッシュバックするような体験なのかもしれません。過去のことなのですが、あたかも「たった今」体験しているかのように感じています。我に返ると彼ら自身もきょとんとしていることもあります。

彼らと生きるヒント！

記憶

脳の器質や機能との関係があるのでしょうが、まだ未知のことが多いのです。

①記憶のしかたが私たちと違う

覚えられないからといって、「もっと努力しなさい」「人の何倍も練習しなさい」などと声をかけられると、子どもはストレスをためてしまいます。というのも、たとえ、何倍も繰り返し練習をしたとしても、その分に見合った成果がでないことが多いのです。こういう場合には、ただ回数を増やすのではなく、覚える方法を子どもに合わせて工夫をしてみましょう。声に出して人に説明することで覚えやすくなる子、絵やイラスト、色を使って書くことが助けになる子、体を動かしたり、実際に体験をしたりすると記憶に残せる子がいます。前述したように、九九を唱えるのではなく、ポスターを見て12×12まで覚えた子がいます。誰でも得意な記憶方法というのをもっていますが、発達障害やその傾向がみられる子どもも独特な方法を用いることで記憶できることがあるのです。合わない記憶のしかたは子どもに負担をかけるだけになります。

②ディスレクシアかも

特に文字を覚えられない子の中には、学習障害のひとつである「書字障害」や「読字障害」といったディスレクシアが関係している場合があります。こうした子どもの中には、書けなくても、どの文字が正しいかを覚えている子もいます。つまり、字や単語を再生（思い出して書くこと）することはむずかしいけれど、再認（書かれたものが正しいかどうかを認識したり、正しいものを選んだりすること）ができないわけではないのです。漢字や英単語の学習をする際に、正しいものを選択させるような問題を作って解くようにすると、覚えられていることがわかります。また、漢字の熟語が入った文章や英文などは、熟語や単語ごとに色を変えることで読みやすくなったり、理解しやすくなったりすることもあります。

③言葉にして共感する

フラッシュバックやタイムスリップ現象という体験を減らしていくためには、恐怖や無力感を強く感じた体験について言葉で表現できるように支援をしていくことが役立つことがあります。言葉というのは、心が傷つく体験から適切な距離をおき、心の中を整理するのを助けるのです。ちょうど、洗濯物をたたんで仕分けして、ラベルをつけた引き出しにしまうような感じです。言葉にしてみることで、思い出そうとしないのに思い出されてしまったり、逆に、思い出したいのに思い出せなかったりという状態も減り、記憶に関して自己コントロールがある程度できるようになります。言語表現がむずかしければ、絵に描かせるのも助けになります。周りは彼らが表現したものを評価せず、そのまま受けとめるようにします。

精神障害的症状

子どもの声

ぼく、頭がおかしいの？

CASE 23

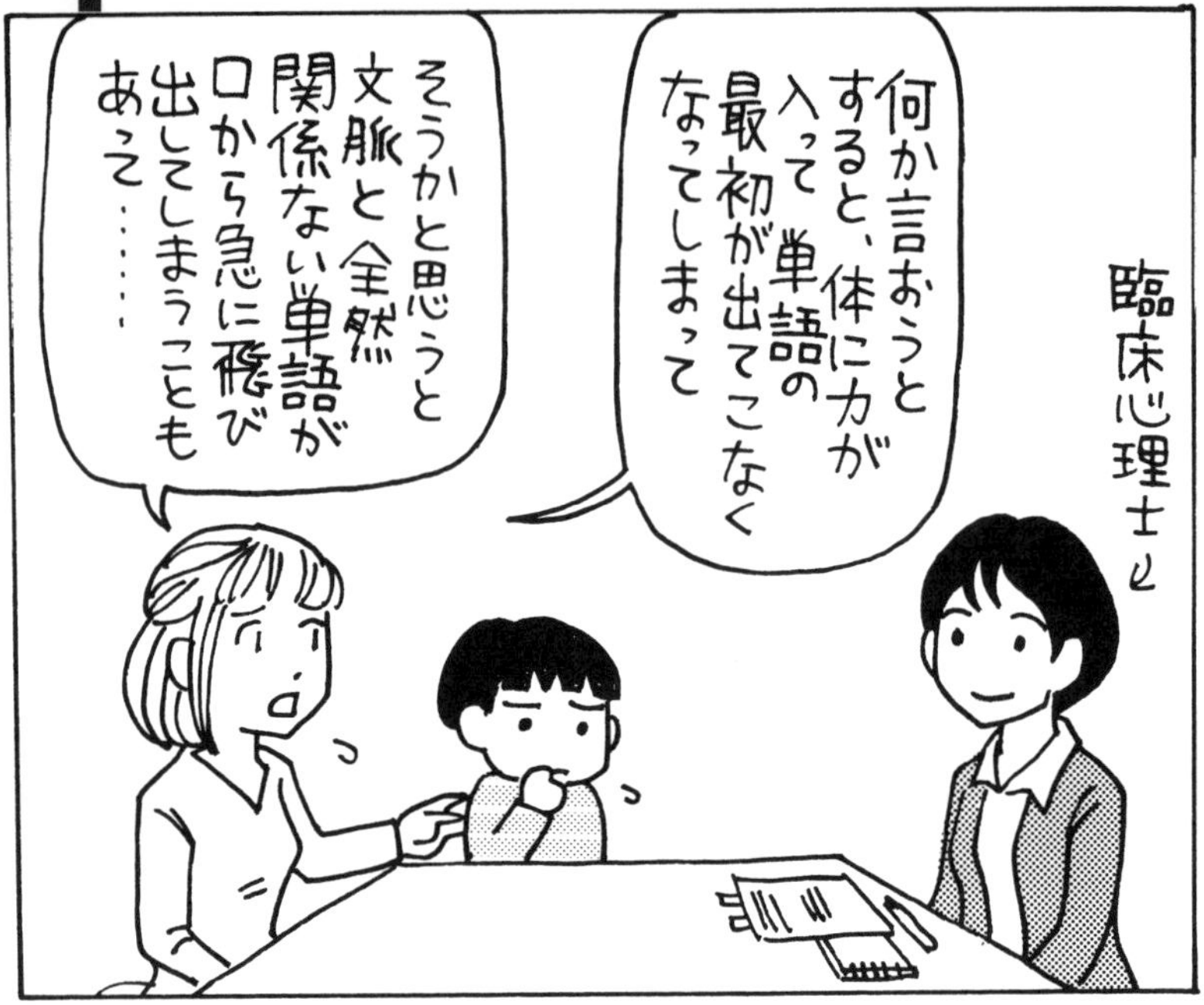
臨床心理士
何か言おうとすると、体に力が入って単語の最初が出てこなくなってしまって
そうかと思うと文脈と全然関係ない単語が口から急に飛び出してしまうこともあって……

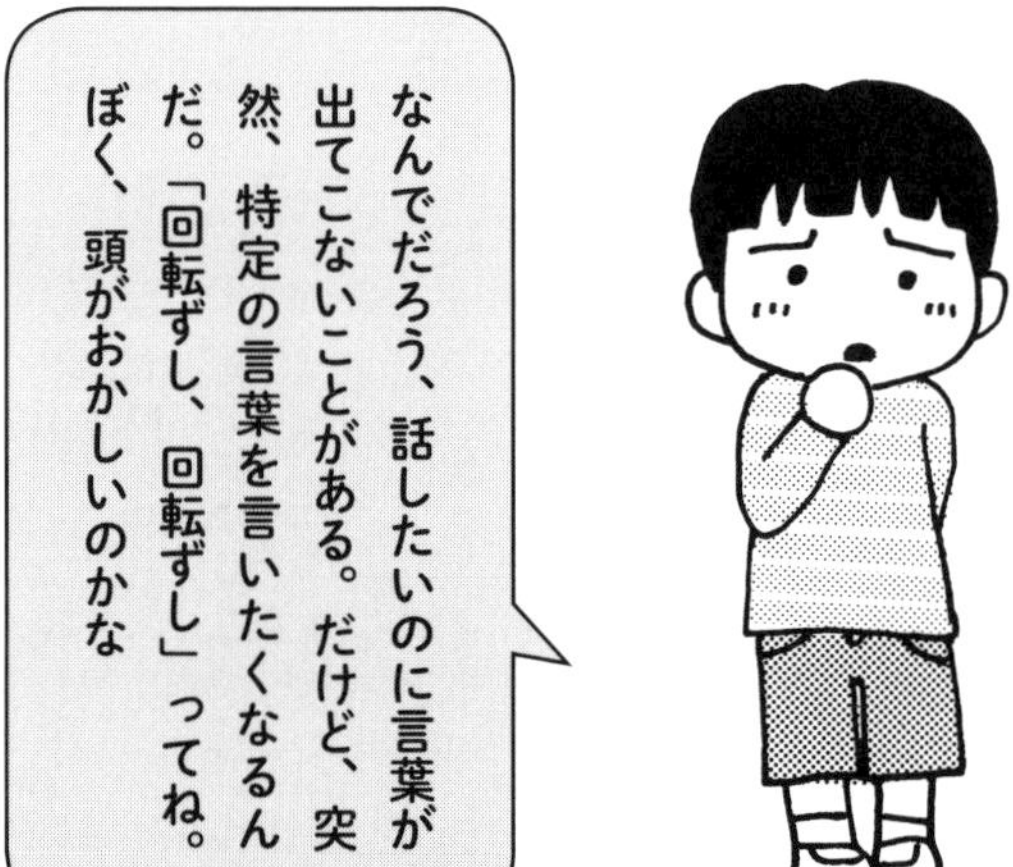
なんでだろう、話したいのに言葉が出てこないことがある。だけど、突然、特定の言葉を言いたくなるんだ。「回転ずし、回転ずし」ってね。ぼく、頭がおかしいのかな

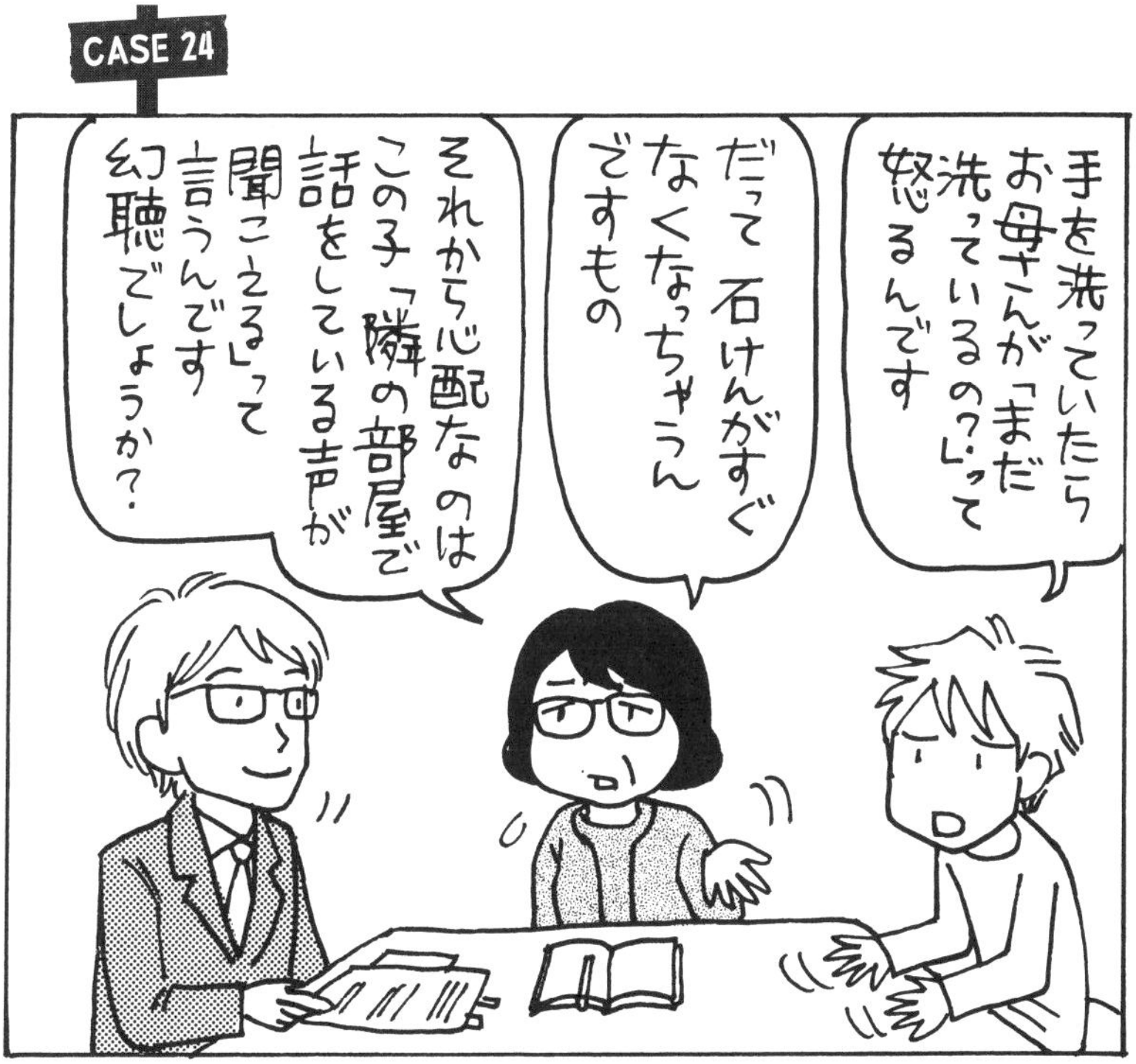
CASE 24
手を洗っていたらお母さんが「まだ洗っているの?」って怒るんです
だって石けんがすぐなくなっちゃうんですもの
それから心配なのはこの子「隣の部屋で話をしている声が聞こえる」って言うんです幻聴でしょうか?

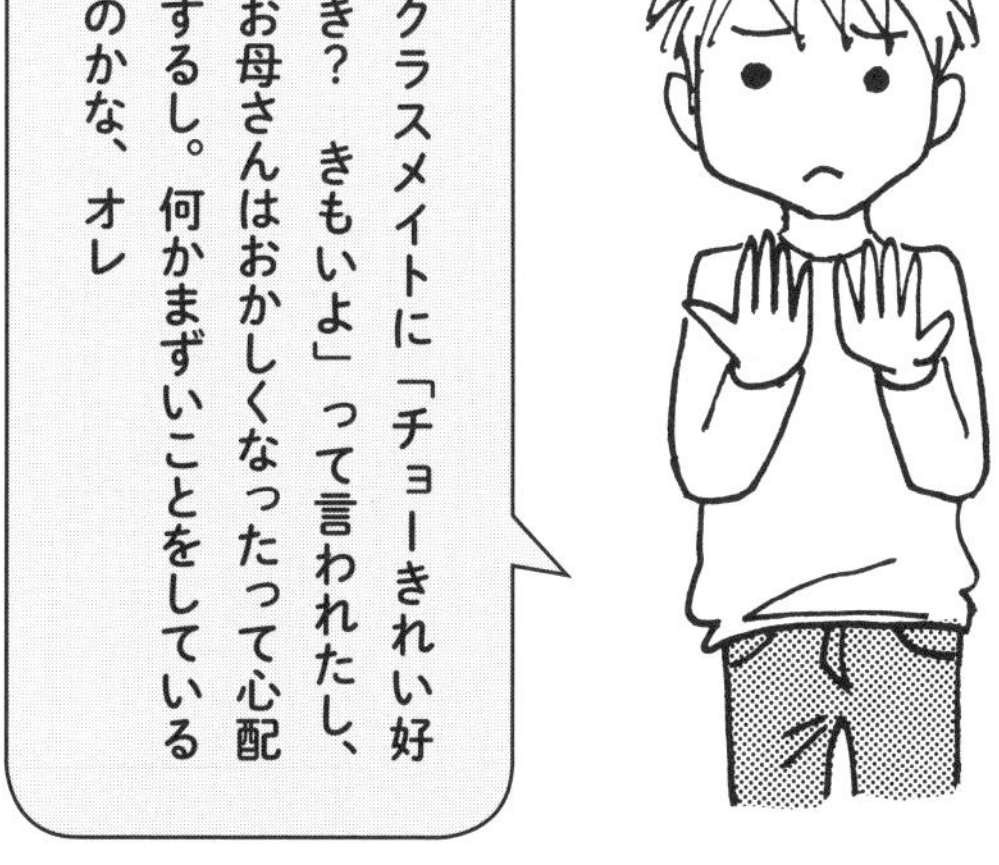
クラスメイトに「チョーきれい好き?　きもいよ」って言われたし、お母さんはおかしくなったって心配するし。何かまずいことをしているのかな、オレ

どうしてそうなの？

精神障害的症状

特に思春期において、精神障害の症状に似た状態を見せて、精神障害の診断を受けてしまうことがあります。

手洗いや歯磨きの順番があったり、石鹼《せっけん》をつけてこする回数やお風呂で体をこする回数が決まっていたり、寝る前に部屋の障子の桟の数を数えないではいられなかったり……。**いろいろなこだわりで毎日の生活に多大なエネルギーを消耗している**子どもたちがいます。消耗は、彼ら自身にとどまらず、しばしば、家族も巻き込まれ、一緒に確認することを要求されたり、何時間も待たされたりして、**家族までもがへとへとになっていることがあります**。こうした状態は、強迫性障害という**精神障害と間違えられます**。ばかばかしいとわかっているのに、特定の考えや行動をやめることができないという障害です。

体の緊張も関係するのか、話す時に妙な力が上半身に入り吃音《きつおん》となる子どももいます。リラックスするように助言をしても、うまく力を抜くことができず苦労していることがあります。

この他にも、緊張や不安から人に会うことを極端に嫌がったりする子どもは対人恐怖などの不安障害と診断されることがあります。食べることへのこだわりから摂食障害のようになったり、こだわりを邪魔されることで他者に執拗な憎悪を向けて興奮状態になることから境界性パーソナリティ障害のようにみえたり、自己評価が極端に低下すると、死にたい気持ちになり、抑うつ状態やうつ病のようにみえることもあります。さらに、聴覚過敏の子どもが、ふつうの人には聞き取れないような小さな音をキャッチして「何か聞こえる」と言ったり、自分の世界の中で独り言を言いだしたりすると、他にも独特な表情や話し方、共感性のなさなどもあるものですから統合失調症とみなされることもあります。確かに、病気を特定するのはむずかしいところがあります。ですが、彼らの生活における全般的適応力は精神障害者ほど低くはなかったり、**周囲の理解や環境への安心感が整えば、こうした障害にみえていた症状が解消したり軽くなったりする様子がみられます。**

他方で、幼少期の虐待や学齢期のいじめによって、実際に、反応性愛着障害や心的外傷後ストレス障害（ＰＴＳＤ）、解離性障害といった精神障害に陥り、これらの症状によって不適応状態が悪化してしまう場合があることも事実です。

彼らと生きるヒント！

精神障害的症状

発達障害をよく知っている精神科の医師とうまくつきあうことが支援になります。

①発達障害を考慮した治療を

精神障害様の症状は、しばしば、思春期から青年期のころに目立ってきます。それは、これまでのストレスや困難さが積み重なって、自己評価の低下や他者への不信感という二次障害が悪化したためと思われます。結果、統合失調症やうつ病、強迫性障害や摂食障害、いろいろなパーソナリティ障害などと診断されて投薬治療が始まることがありますが、思うように薬が効かないこともあります。その場合、成長過程を丁寧に振り返り、発達障害の特性と、それによる困難があるならばそれらを理解して自己受容をうながしたり、生活の中での支援をすすめたりすることによって、症状から解放されたり適応力が回復したりすることがあります。

②診断はあくまでも子どもの一断面

精神障害様の症状がみえても、子どもを精神科や神経科につれていくことに抵抗がある保護者は多いです。診断というのは、保護者や子どもの心を傷つけてしまうことがあるのです。診断を受けることで「異常」と決めつけられたかのように感じるからかもしれません。ですが、診断は、子どもの「ある断面」だけをみているものです。診断が下される症状があったとしても、重要なことは診断名ではなく、子どもの特性や子どもが体験している困難さを理解することだということを忘れないでください。

③投薬の不安は医師や心理士と共有

精神障害と診断されて出される薬を飲むのには、抵抗や不安があると思います。投薬の不安は我慢せず、医師にはもちろん、話しにくければ医療機関にいる心理士らに話してみましょう。ためらわず、不安を聞いてもらい、一緒に検討することは本人ならびに保護者の当然の権利です。病院にいる心理士は投薬の不安や疑問にもしっかりと寄り添ってくれます。また、投薬は症状を一切なくして子どもを「いい子にする」ものでも、「自信をつける」ものでも、「ふつうにする」ものでもありません。日常生活に支障がある特定の症状を軽減したり、情動を一時的に安定させたりするものです。時に、薬を飲んだら、確かに落ち着きができたけれど、今まで描いていたような個性的な絵を描かなくなったという話を聞きます。薬を飲むことのメリットとデメリットの両方を検討し、自立した適応的な生活に必要な「道具」として薬をどう活用するかを検討しましょう。また、飲んでいる薬を減らそうと思ったら、自己判断ではなく、医師の指示に必ず従うようにしてください。

④吃音への支援は焦らずに

吃音には心と脳と体の緊張が関係しています。表現する意欲は尊重し、ゆっくりと安心しながらやりとりをする環境をつくるために、呼吸法などでリラクセーションしましょう。

災害

＼子どもの声／

地震はきませんか？

CASE 25

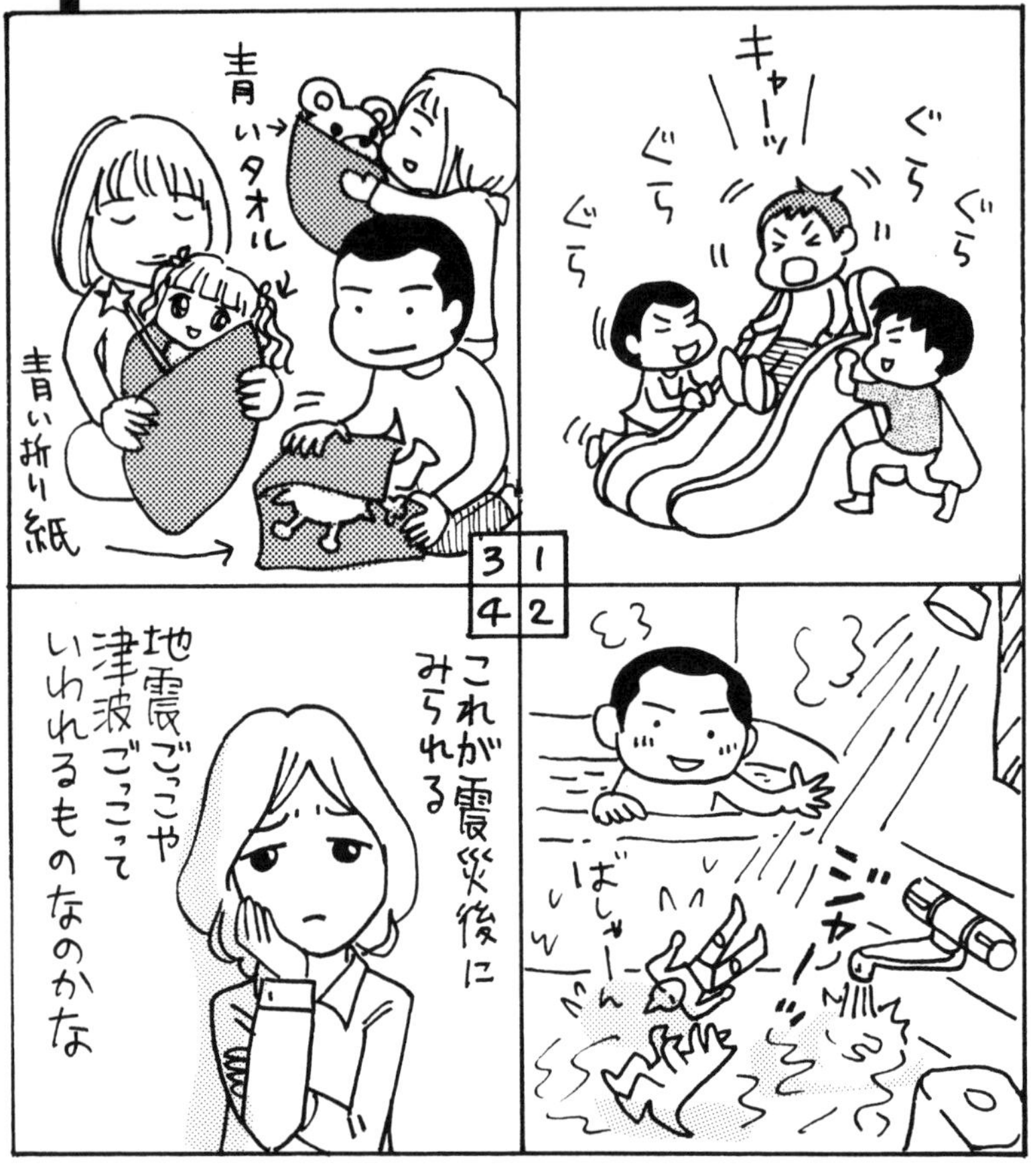
キャーッ
ぐら
ぐら
ぐら
ぐら
ばしゃーん
青いタオル
青い折り紙
これが震災後にみられる
地震ごっこや津波ごっこっていわれるものなのかな

3.11はすごく揺れた。津波がきた。ぼくの街がYouTubeにも出ていたから、何度もぼくは見たんだ。それを自分でも再現してみた。お母さんは「やめなよ！」って言ってたけど

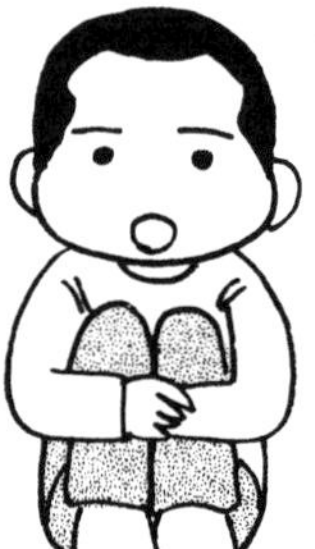

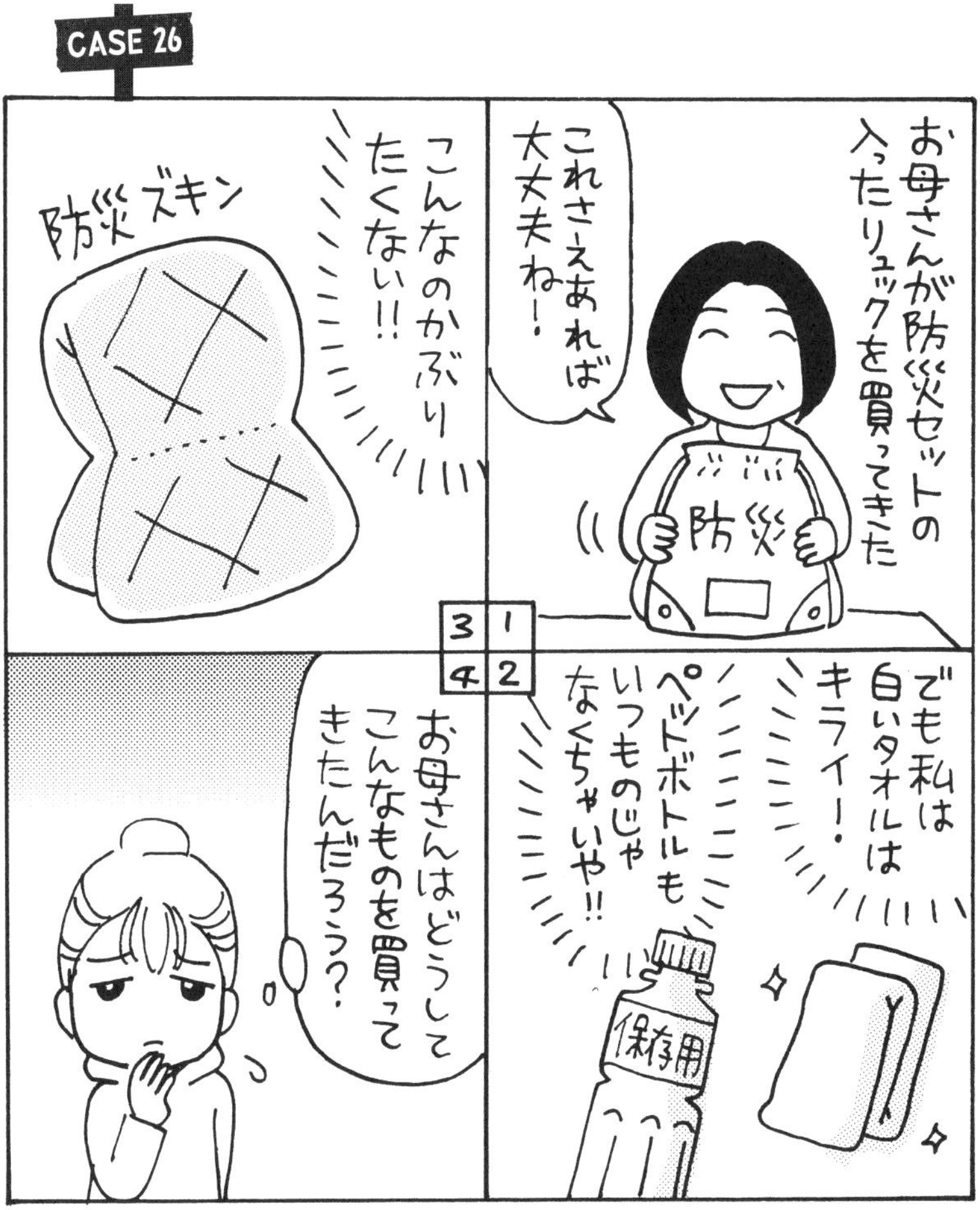
CASE 26
1
お母さんが防災セットの入ったリュックを買ってきた
これさえあれば大丈夫ね！
防災
2
でも私は白いタオルはキライ！
ペットボトルもいつものじゃなくちゃいや!!
保存用
3
防災ズキン
こんなのかぶりたくない!!
4
お母さんはどうしてこんなものを買ってきたんだろう？

お母さんは、あなたが生きるには何が必要かなって聞いてくれた。「ゲーム!!」って言ったら、それ用の余分の電池をリュックに入れておこうって。「他は？」って言うから、「折り紙と粘土！」って答えたの

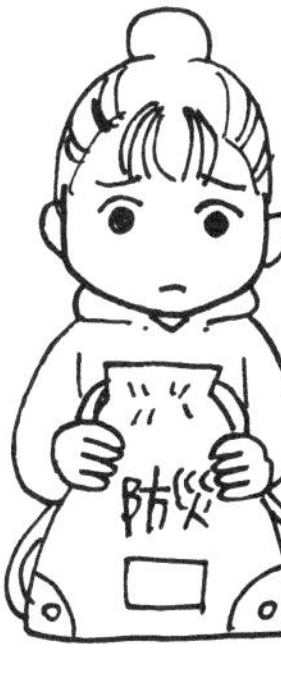
防災

どうしてそうなの？

災害

命を脅かすような出来事、とりわけ大きな無力感や恐怖感の体験は心を傷つけることがあります。これらはトラウマといわれる体験です。

自然災害もトラウマとなりうる出来事です。こうした出来事は早く忘れ去りたいものなのに、生活の中で突然、ありありと思い出されたり（フラッシュバック）、夢の中に何度も出てきたりすることがあります。子どもの場合には、遊びの中で恐ろしい体験を再現することがあります。「地震ごっこ」「津波ごっこ」といったものが東日本大震災の後しばらく子どもたちの間にみられました。一方で、体験した時のことが思い出せなくなったり、傷ついているはずの感情が麻痺したようになって感じられなかったりすることもあります。さらに警戒心が強くなり、夜眠れなくなったり、涙もろくなったり、イライラしたりといった興奮、混乱状態にもなります。フラッシュバックなどの「再体験」、記憶や感情の消失といった「解離や麻痺」、興奮状態などの「生理的過剰覚醒」はトラウマ体験後の「心的外傷後ストレス障害（ＰＴＳＤ）」の主要症状です。これらは、生き残ろうとする「自分を守る」力によって引き起こされたものです。つまり、「ごっこ遊び」は、無力感を味わった体験をみずからなぞることによって自己統制感（災害時に経験した「自分は無力で何もできない」という感覚を乗り越えるうえで必要な、自分で自分をコントロールできるという感覚）を回復させるのを可能にします。一時的な感情の麻痺や記憶の喪失も、継続しなければならない目の前の日常生活を優先させることを助けます。ちょっとしたことに驚いたり、イライラしたりというような状態も、サバイバルには必要な警戒心や闘争心につながります。このように**症状とみられる反応は、いずれも「自分を守る力」の一部**なのです。

災害後、子どもたちの中には、「地震はきませんか？」と何度も同じ質問をして安全を確認しようとする子がいました。これも、彼らなりに無力感を克服し、統制感を取りもどそうとするあり方です。

防災教育では「脅威」という感情を意図的に引き起こして注意を喚起することがあります。「怖い」という感情に働きかけることが予防的行動を生じやすくさせると考えられているのです。しかし、視覚的刺激に過敏で、恐怖を感じた映像をいつまでも鮮明に記憶に留めてしまう彼らには、過去の災害シーンを音や映像で見せる授業は必要以上の恐怖感を与えて大きなストレスとなることがあります。また、防災教育で強調される「いのち」や「自分を守る」という概念が抽象的で理解できていないこともあるようです。**一般的な防災グッズの多くも、こだわりの強い発達障害やその傾向のある子どもには役に立たないことが多い**のです。

彼らと生きるヒント！

災害

障害のある人や子どもを「災害弱者」としてはなりません。

①安全、安心、安定の保障を　災害時、災害後しばらくは、３つの「安」、「安全」「安心」「安定」を子どもに提供するようにします（コラム12参照）。発達障害やその傾向がみられる子どもには、中でも「安定」の提供を意識して支援します。「災害ごっこ遊び」などＰＴＳＤの症状がみえても３つの「安」を提供しながら見守りましょう。でも、症状が１ヵ月以上継続して、睡眠や食欲がかなり乱れ、日常生活に困難がみられる時には専門家に相談します。

②子どもに合わせた防災グッズ　子どもと相談しながら子どもの個性にあわせた防災リュックの中身を準備しましょう。ｉＰａｄ用の無料アプリ「まもるリュック」も参考になります。「自分の命をまもるもの」「（避難生活で）自分が安心できるもの」「一人で室内で時間を過ごせるためのもの」などを、子どもと話し合いながら準備していきます。そしてできるだけ年に２回ぐらい、子どもと一緒に中身を点検しておくといいでしょう。

③避難生活を想定して　東日本大震災後、こうした子どもと家族が安心して避難所にいられなかったという報告が多々ありました。大勢の人や、天井の高い空間、和式のトイレといった

ものは彼らを精神的に動揺させました。そのため、半壊の自宅にもどったり、車に避難したりした家族が多かったのです。その結果、命や生活に関わる物資や情報を得ることが困難となり、彼らの安全を脅かしました。地域にどのような福祉避難所があるかの情報をあらかじめ得ておきましょう。また、個人用テントや寝袋で寝る練習をしておくのもいいかもしれません。トイレの後や食事の前にウエットティッシュを使う機会をつくったり、イヤーマフを装着する練習をさせたりもしてみましょう（前川あさ美著　PDF版『災害と発達障がい』参照）。

④防災教育の土台は自己理解　防災教育においては、「自分を守る」の前に「自分を知る」ということと、それを「他者と共有する」ということが重要です。自分にはどんな弱さや苦手さがあるか、自分はどんな強みや、得意なことをもっているか、自分が混乱したらどうしたらいいのか、何があると自分は気持ちが落ち着くのか……そんなことを家族や学校の先生たちと一緒に確認し、記録しておきます。個人情報としての配慮をしつつ、災害時に関わるだろう人（近所の人や友人、親戚、交番や消防署など）と事前に情報を共有しておくと心強いです。

⑤形式的でない訓練を　「いのち」や「いのちを守る」という概念は抽象的でわかりにくいことがあります。できるだけ形式的とならないように、毎回多様な状況を反映させながら具体的な訓練を繰り返すことが有効です。防災、減災には訓練と準備が不可欠です。

COLUMN 12

災害時に必要な子どもへのケア

「安全」と「安心」と「安定」の３つの「安」が子どもに提供できるようにしましょう。

「安全」 できるかぎり危険から子どもを遠ざけます。ＴＶに流れる災害の映像、大人の会話の内容にも気をつけます。彼らの訴えを待たず、体を見て怪我や異常をチェックします。あらかじめ子どもに合わせた防災グッズを揃えておきます。
「安心」 傍にいる（抱きしめる必要はありません)、お気に入りのものと一緒にいられるようにする、プライバシーを保護する、重要な情報を見えるところに張っておく、表現してきた感情は否定せず受け入れるなどで提供できます。
「安定」 発達障害やその傾向がある子どもには特に重要です。可能な限りすみやかに元の習慣や生活上のルールを同じように回復する、何が起こるか、何をするのかの見通しを提供する、主体的に選択ができる機会を増やすなどで提供していきます。

～発達障害の子どもたちには安定が大事！～

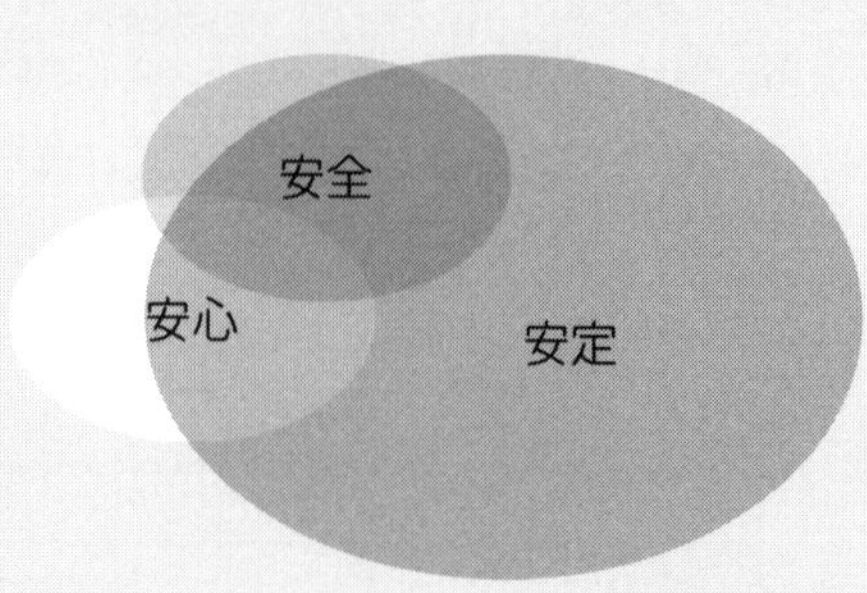

COLUMN 13

東日本大震災からの教訓

発達障害やその傾向がある子どもとその家族は、震災直後から、4つの不足を体験し苦労をしていました。

1 場所の不足

「迷惑をかけてしまう」や「うちの子どもには無理」という思いから、避難所には安心して居続けることはできませんでした。→テントや寝袋を使う練習をしておこう、福祉避難所にあらかじめ登録しておこう。

2 情報の不足

必要な情報や、こうした子どもへの対応に役立つ専門的情報がすぐ手に入らなかったりしました。→災害時に子どもにどう接すればいいか等についての情報サイトやツールをあらかじめチェックしておこう（「災害と発達障がい」等）。

3 物資の不足

こだわりの強い子どもに必要な物資が得られず、一般的な救援物資を活用できないことがあります。→防災リュックに準備したり、登録した福祉避難所にこだわりの品を預けておいたり、親の会などを通してこだわりの品を取得しよう。

4 理解の不足

子どもの言動に「わがまま」「しつけができていない」と言われ、保護者に不満がぶつけられました。助けを求めることも人目が気になりできませんでした。→日頃からの地域の啓発、専門家の教育が必要。また、子どもについての情報を共有できる人を見つけておこう。

COLUMN 14

iPad版防災アプリ『まもるリュック』

『まもるリュック』は、発達障害の子どもたちを特に対象として開発された防災アプリです。アプリを開くと、防災リュックのイラストがあらわれます。リュックやリュックについているポケットをタッチすると、中からカードが出てくるので、そのカードに自分（子ども）に必要な情報を書き込んでおきましょう。実際に防災リュックを準備する際に役立つのはもちろん、震災時にカードの情報をまわりの人たちに見せれば、自分（子ども）のことを正しく理解してもらうことができます。

防災リュック

中に「命をまもるため」「気持ちが安心できるため」「一人で室内で時間を過ごすため」「屋外で過ごすため」「自分のことをわかってもらうため」の５つのカード（左ページ参照）

５つのポケット

①**自分のことポケット**：中に「自分について」「家族について」「通っている園・学校など」「緊急時の連絡先」「緊急避難場所」のカード
②**医療関係ポケット**：中に「自分の名前」「保険証番号」「障害手帳番号」「アレルギー・その他既往歴」「常備薬」「よく行く病院と主治医」のカード
③**ともだちポケット**：中に友だちや知り合いの名前や連絡先のカード
④**できる・できないポケット**：中に「パニックになったとき」「お願いしたいこと」「得意なこと」「苦手なこと」「大好きなこと」「特にわかっておいてほしいこと」のカードやチェック項目のカード
⑤**フリーポケット**：中に自由に名称をつけて作れる、自分だけのポケット

●防災リュック

防災リュックに入れておきたい５つのカテゴリーです。ひとりひとり違うので、子どもと一緒に考えて実際のリュックに準備しておきましょう。

１　命をまもるためのもの

懐中電灯、予備の電池、普段よく飲むメーカーのペットボトルの飲料、防寒としての下着、常備薬など

２　（避難生活で）気持ちが安心できるためのもの

イヤーマフ、お気に入りのタオル、好きな写真のアルバム、カメラ、電車の図鑑など

３　一人で室内で時間を過ごすためのもの

粘土、折り紙、スマホ、ノートと色鉛筆、辞書など

４　屋外で過ごすためのもの

手袋、帽子、使い捨てカイロ、マスクなど

５　自分のことをわかってもらうためのもの

ヘルプカード、コミュニケーションのために使うイラストカードなど

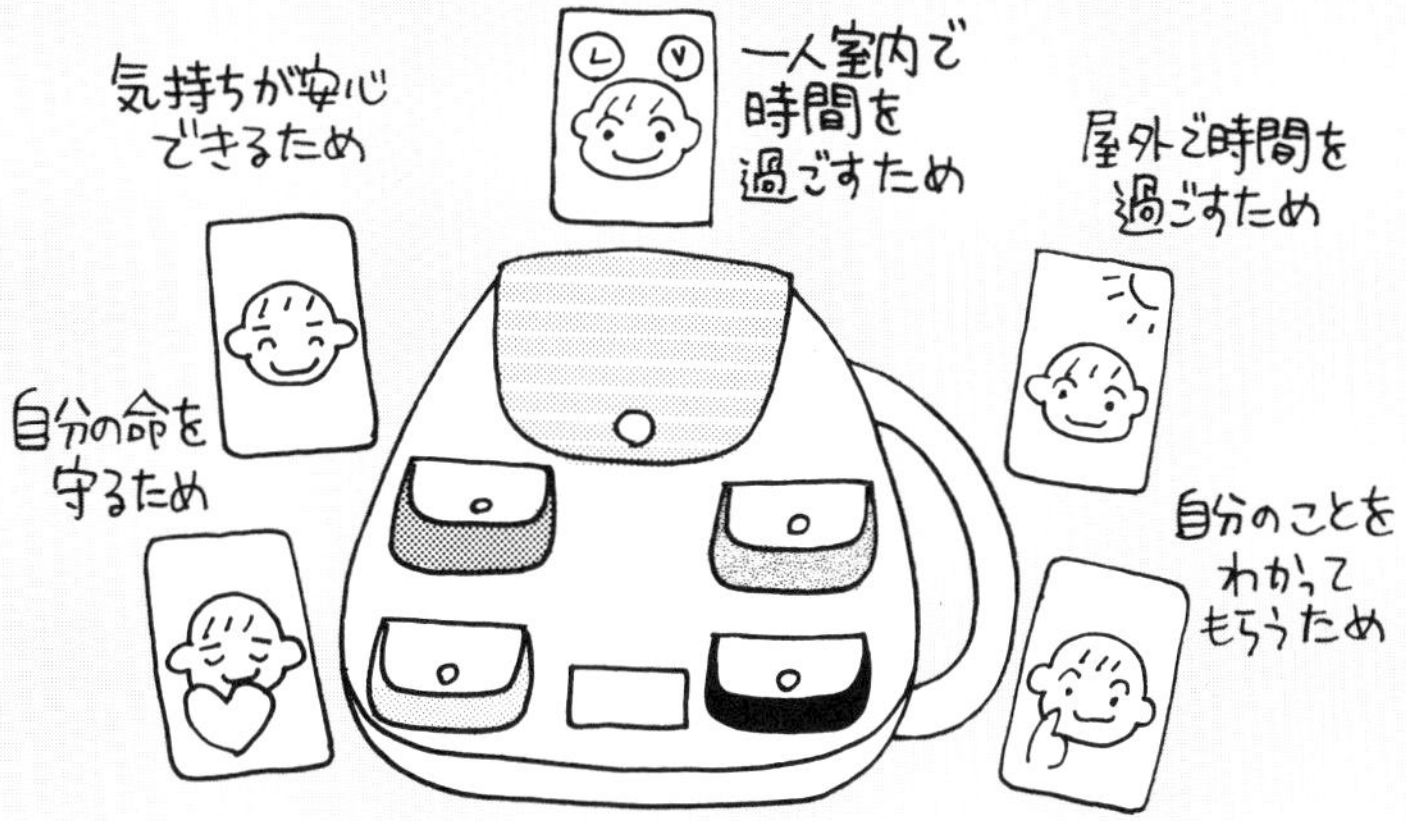

動作環境：iPad 第４世代～／iPad mini 第２世代～／iPad Air ／iOS7.0、8.0

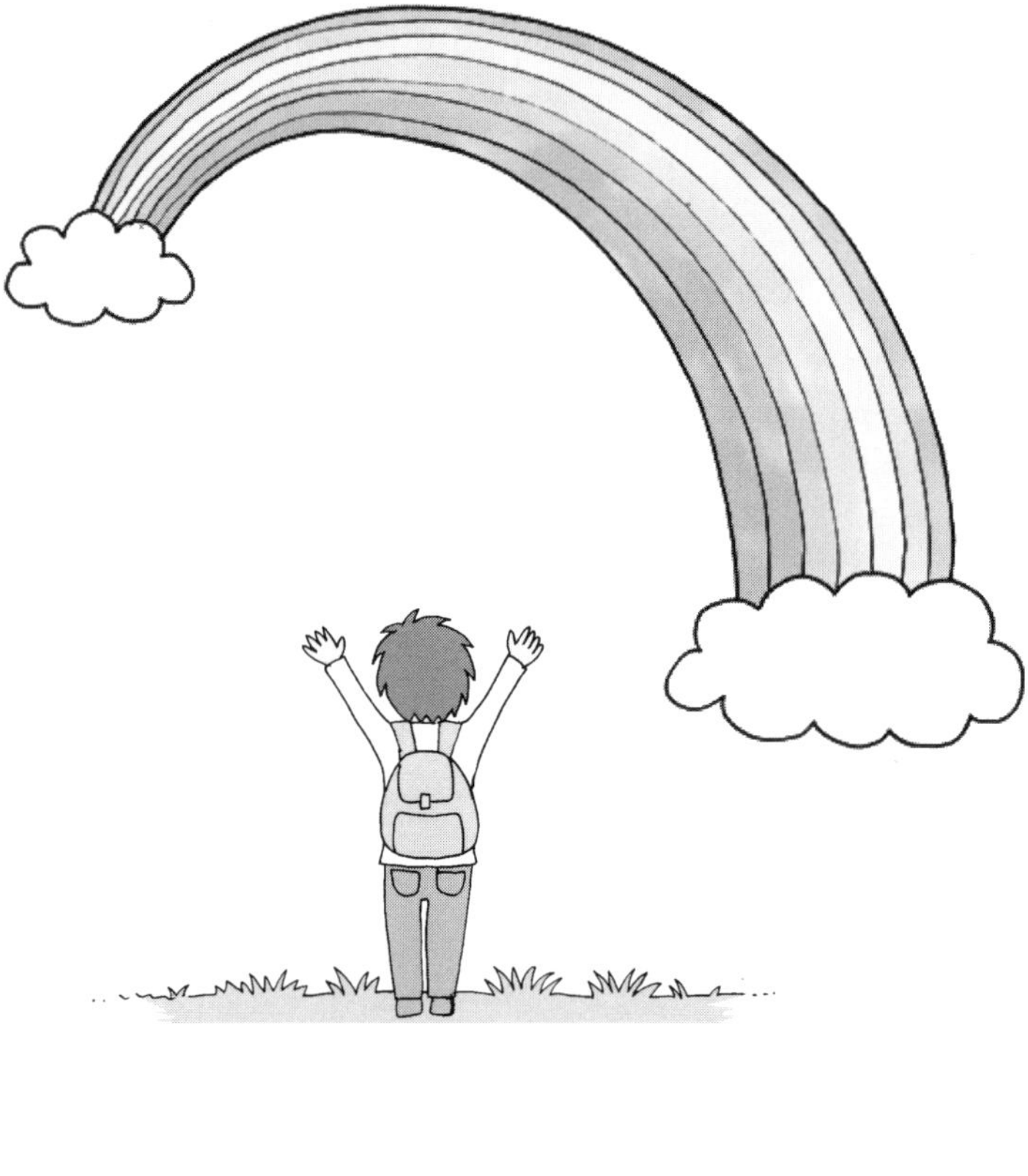

第2部

保護者の声を聴く

子どもが他の子と違うと、保護者はとたんに孤独を感じ悩みます。しかし、この孤独を感じられる力こそ、私たちを他者につなげてくれる魔法の力なのです。

「安心して悩む」ことは人を成長させる体験になります。この場合の、「安心して」に必要なのは、信頼できる関係です。これは、なんでもやってくれる関係ではありません。答えをすぐにもらえる関係でもありません。疑問や不安を一緒に抱えて揺れてくれて、いちいち評価せずに寄り添ってくれる関係です。

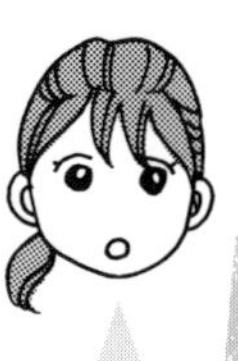

保護者の声

どうして私の子どもだったんだろう

「どうして私の子どもだったんだろう」「私がいけないことをしたんだろうか」という問いが湧いてくるかもしれません。母親は、自分が産んだという体験によって一層そうした思いを強めていることでしょう。なかには、配偶者や配偶者の親から「あなたが仕事を続けていたから」「うちの家系にはこういう子はいない」とつぶやかれ、肩身の狭い思いをしていることもあるでしょう。実際に責められていなくても、自分で自分を責める気持ちが膨らみ、周囲も自分を責めているにちがいないと思いこんで苦しんでしまうこともあります。一方で、自分のせいではないと言われれば言われたで、「なんで私が」「真面目に生きてきたのに」と世の中を恨む気持ちを抱くこともあります。さらに、こうした思いや罪悪感、悲しさや悔しさという感情を抱くことに対して、自分は心が狭い、母性が足りないと感じ、自己否定してしまう保護者も少なくありません。

罪悪感だって、悔しい思いや怒りだって、感じてはいけない感情などないのです。障害のある子どもの誕生に「とまどう」「ショックを受ける」のは自然な反応です。「親なんだから受け入れないと」と言われることがありますが、認めたくない、受け入れられない気持ちをごまかさなくていいんです。子どもの障害、みんなとの違いを受け入れがたいのは、子どもに愛情がないからではありません。むしろ、**「親だからこそ簡単に受け入れられない」**のです。親だからこそ、衝撃を受け、悔しく、悩み苦しむのです。そういう感情を抱く自分を決して恥じたり、批判したりしないでください。子どもを受け入れることは急がなくていいのです。

だいたい、親子関係なんて「受け入れられるか」「受け入れられないか」の二者択一で語れるものではありません。自分の中で起こる揺れを大切にしましょう。周囲も、そういう揺れを無理に止めるのではなく、一緒に揺れながら寄り添ってほしいと思います。こうした子どもを授かったのは、あなたが悪いことをしたわけでも、罰が当たったのでもないのです。これまでのあなたは何も否定されないし、今のあなたもこれからのあなたも否定しないでいいのです。

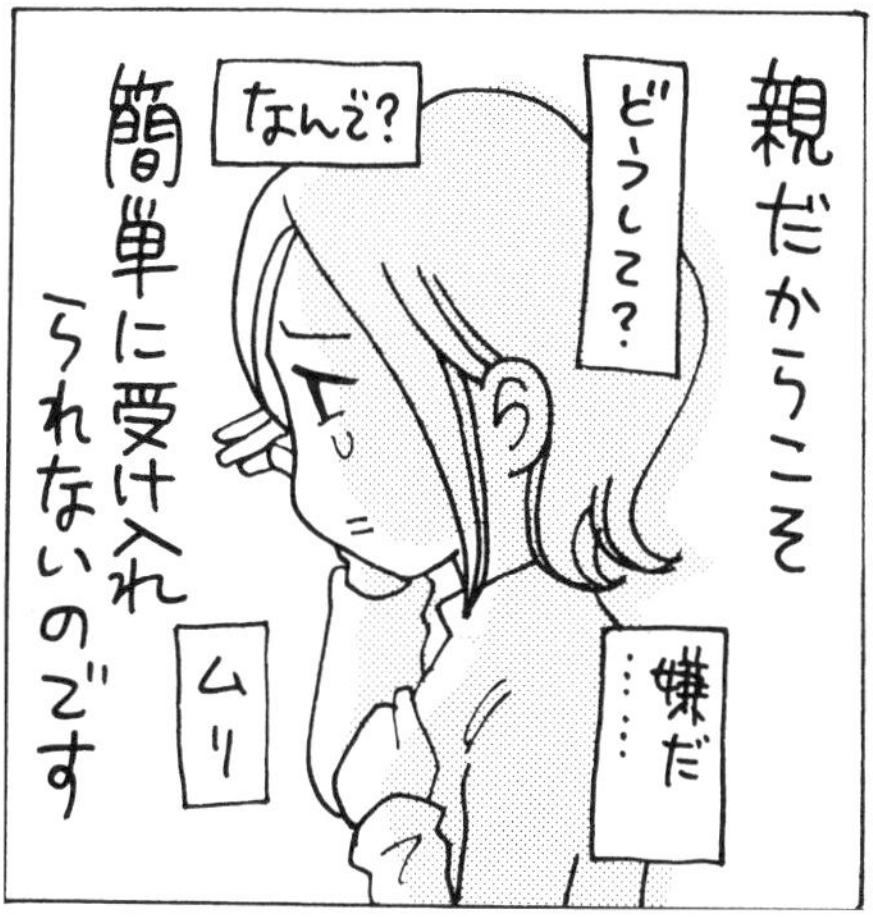

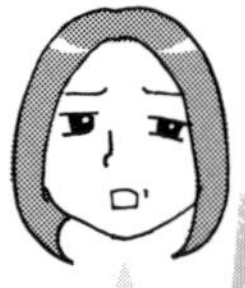

保護者の声

この子を産んでよかったんだろうか

障害などの生きにくさをかかえ、様々なトラブルを起こしながら生きる子どもを見ていると、「この子を産んでよかったんだろうか」「これからも大勢の人に迷惑をかけるのではないか」「将来、社会のお荷物になってしまうのではないか」「この子にとって、生まれてきたことにはどんな意味があるんだろう」などと思ってしまうことがあります。保護者がこのような思いを抱く背景には、こうした子どもと自分たち家族を社会が受け入れてくれるのかということへの強い不安が潜んでいます。

私たちがこの世に生まれてきたのは、社会の役に立つためなのでしょうか。だとしたら、社会に貢献したり、たくさんのお金を稼いだりということができない人は、この世にいる意味がないのでしょうか。第二次世界大戦後、強制収容所から生還したフランクルは、「人間は何かに感動するために、この世にいる価値をもっている」ということを教えてくれました。彼は、人権を侵害され、筆舌に尽くしがたい過酷な状況の中にいても、誰かを愛していることや愛されていることを感じたり、夕焼けや人の優しさに感動したり、ユーモアを共有して一緒に笑えたりすることに、人間の大きな価値を見出したのです。そう、私たちは、この世に何かを提供するだけでなく、**この世から感動や愛情を受け取ることでも存在価値がある**のです。

とはいえ、子どもがこんな問いを発することがあるかもしれません。「なんで産んだんだよ」と。保護者としてはつらい言葉です。つい「ごめん」と言ってしまいそうになります。ある青年が教えてくれました。彼が思春期に「なんで産んだんだ」と母親に怒鳴った時、彼の母親は、「私は産んでよかったよ！」と怒鳴り返したそうです。彼はこの言葉に支えられ思春期以降の危機を乗り越えてきました。後で母親が、「先生、もう少しでごめんなさいって言いそうだったのよ〜」と告白。お母さん頑張った！　なぜなら、保護者の口からこぼれでた「ごめんなさい」は子どもを決して救わないのです。**「なんで産んだんだよ」に謝罪ではなく感謝の言葉を**保護者が口にできるようにするためにも、子どもの魅力、個性に気づいていくことが大切。もしひとりで見つけるのがむずかしい場合には、子どもを知る他者の力も借りましょう。

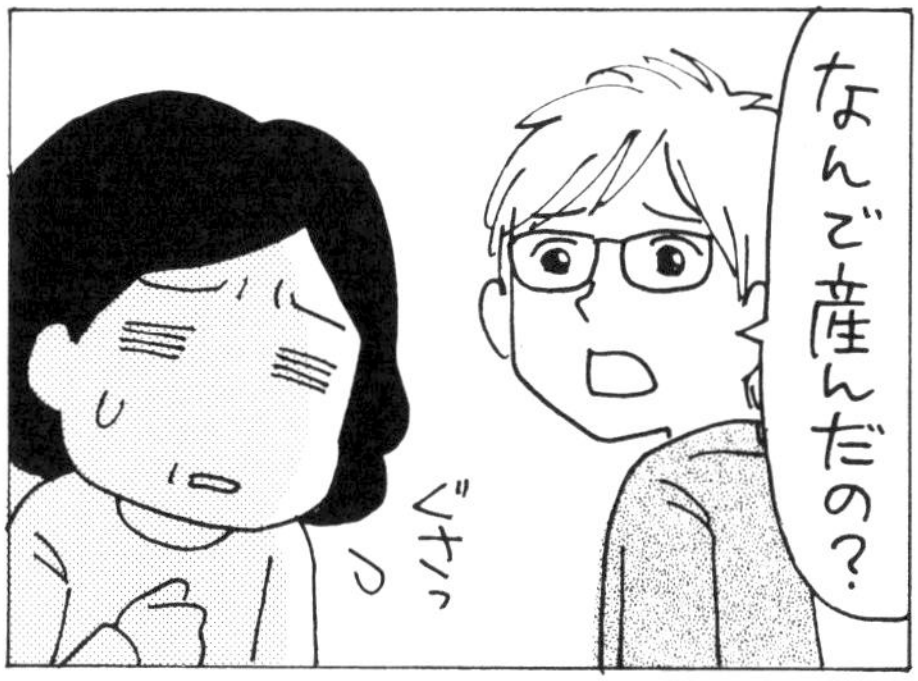

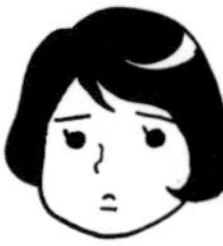

保護者の声

私に育てることができるんだろうか

「私に育てることができるんだろうか。何度言っても言うことを聞いてくれなくて、かわいいと思えない」「私の育て方が間違っているの？」「このままいったら、傷害事件とか起こしてしまうのではないだろうか」「仕事を続けていっていい？　それとも子育てに専念しないといけない？」……子育て中の保護者はそんな不安に圧倒されることがあります。

そんな不安もあって、育児書に頼りたくなります。ところが、「スキンシップが大事と書いてあるけど、抱っこされるのが苦手なの……」とか、「ほめて育てろってあるので、そうしようとしても、うちの子はほめられるのをすごく嫌がってね」ということがあります。育児書通りにいかないのも、こうした子どもたちの子育て。英語で彼らのような子どもをディフィカルト《むずかしい》・チャイルド《こども》と呼ぶことがありますが、誰がやっても彼らの子育てはむずかしいのです。そのため、「自分の子はかわいいものよ」と人は言うけれど、「そう思えない自分」に対して「母性がたりないのか」などと自責の念を抱いてしまう母親も少なくありません。

将来、重大な事件を起こしてしまうのではないかという不安に日々圧倒されている保護者もいます。突然キレる、理解できないこだわりがある、感情がみえにくいという彼らの姿を見て、将来を悲観し一家心中まで考えてしまった保護者にもお会いしたことがあります。

育てにくい子どもの存在は、しばしば親の自己実現を脅かします。仕事をずっと続けていきたいと考えていた母親は、この子を預けて働き続けるという生き方は正しくないだろうか、社会から批判されるだろうかという迷いも抱えます。それによって、中には、仕事を続けることをあきらめることにしたという方もいるのです。

「困った子」とみなされてしまう彼らは、親に自信をなくさせたり、無力感を与えたりしがちです。しかし、**「困った子」は、「困っている体験」をしている子どもたち**です。

本人が最も困り、苦しんでいるのです。彼らがどんなことに困っているのかをちょっと見てみましょう。（5ページも参照）

たとえば、

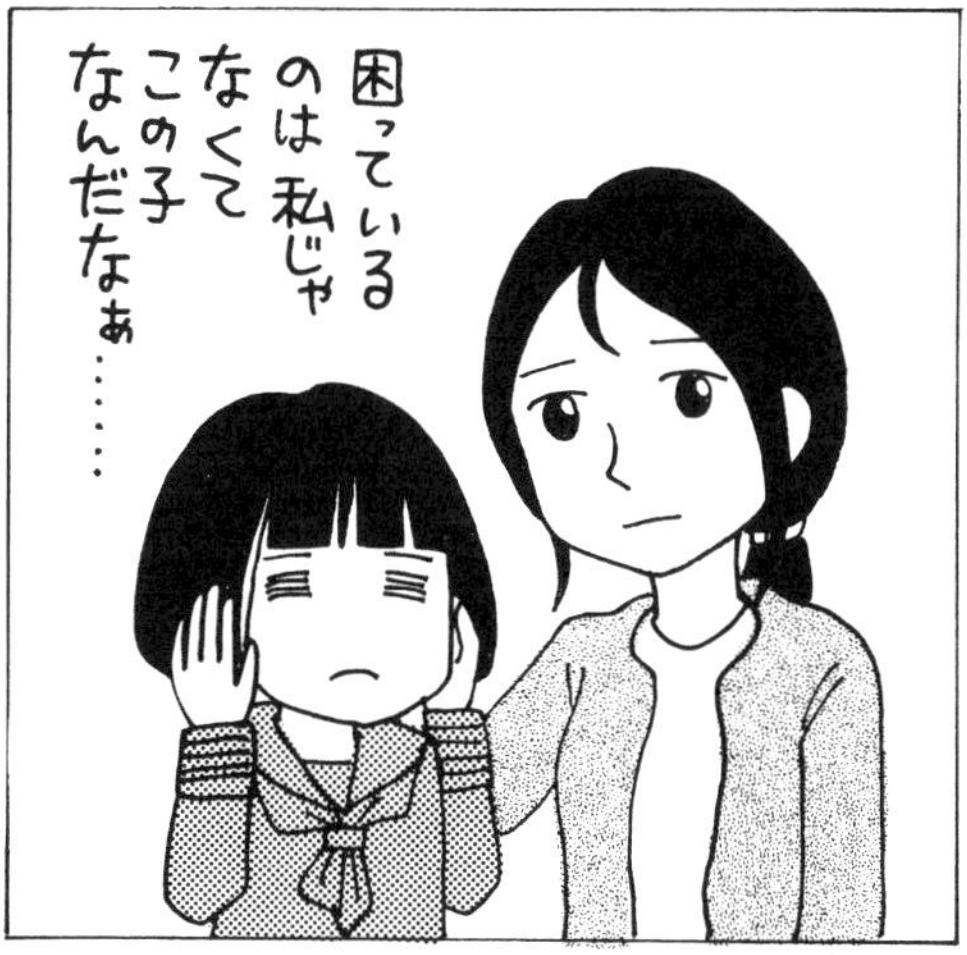
困っているのは私じゃなくてこの子なんだなぁ……

＊動くはずのない文字が大きくなったり小さくなったりして見づらい。
＊長さ順に入れていた筆箱の鉛筆を友だちにぐちゃぐちゃにされて頭の中が真っ白。
＊声や音を聞くと、いろいろな色が見えてくるので落ち着かない。
＊人の話を聴きながらノートをとるなど一度に二つ以上のことなんてできない。
＊「自由に」と言われると、どうしたらいいかわからず何もできなくなる。
＊聞こえてくるたくさんの声や音から、どれに耳をすませばいいかを選ぶことができない。
＊「手を貸して」と言われて、自分の手を貸し出しするなんて恐ろしいと思ってしまう。
＊みんなが笑っていることがどうしておもしろいのかわからなくて、とり残された気分。

困った子の困っている体験はひとりひとり違います。だから、彼らが教師なのです。彼らから、各自の「困っている体験」を教えてもらいましょう。

子育ての教師は、育児書ではなく、目の前の子ども。誰が育ててもきっと一筋縄ではいかない彼らです。子育てはひとりきりで抱え込まないようにしましょう。

COLUMN 15

発達段階によって異なる子育てのコツ

同じ関わりが逆効果になることもあるのです。

小学校低学年まで	思春期以降
成功体験を増やせるような場をつくろう。	失敗体験も与え、失敗することはいけないことではないことを伝えよう。
ひとりでできることを増やせるように指導しよう。	助けが必要な時に「助けて」と言えるように指導しよう。
「すごい」「えらかった」「よくできた」などわかりやすい言葉でほめよう。	「ありがとう」「ご苦労様」「助かった」など感謝とねぎらいの言葉で元気づけよう。
他者に対して安心感をもつ力を育てよう。	他者との関係の中で、自分を守る力を育てよう。
「違い」を補う力を育てよう。	「違い」を理解し、それを生かす力を育てよう。

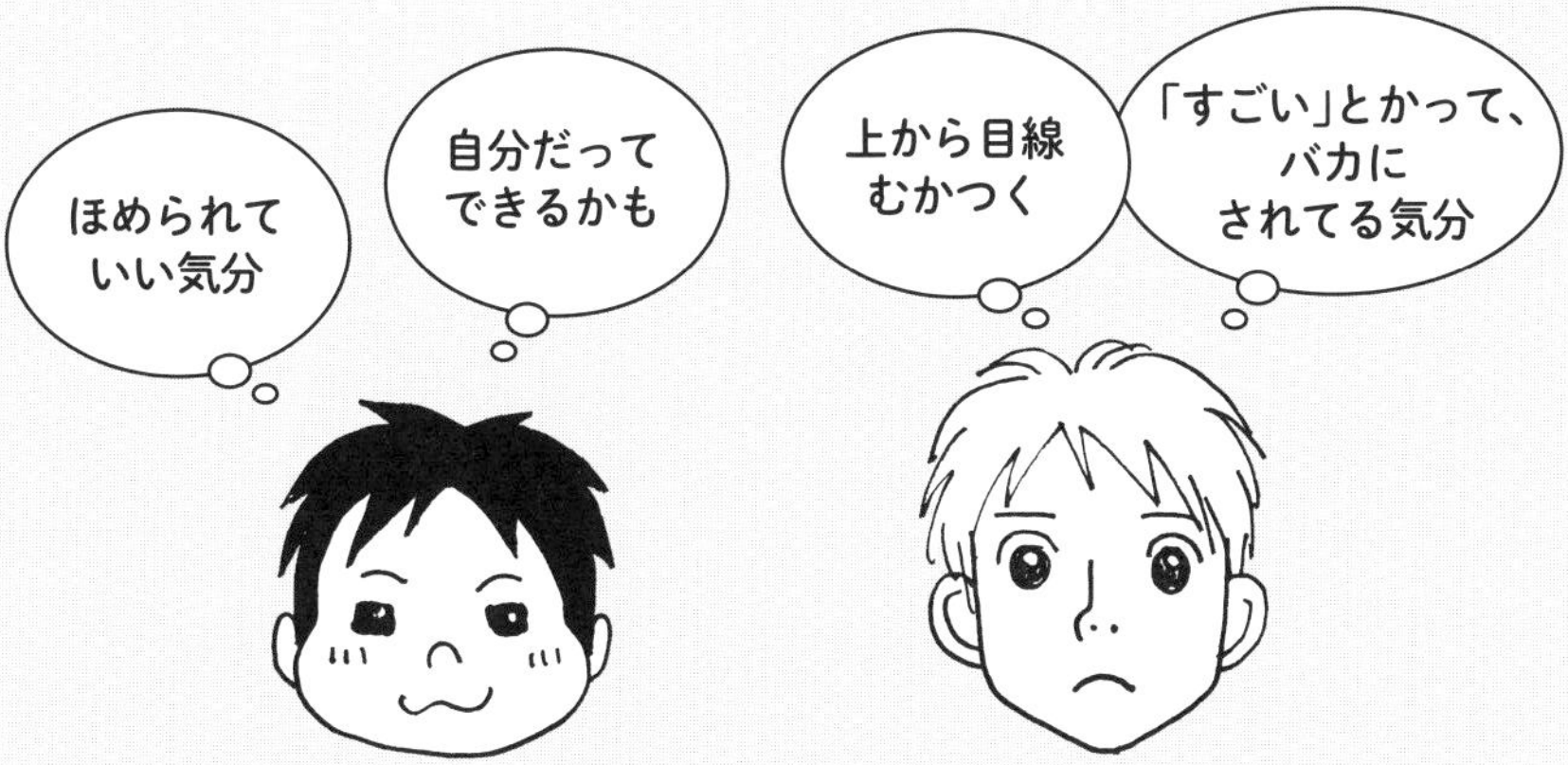
ほめられていい気分
自分だってできるかも
上から目線むかつく
「すごい」とかって、バカにされてる気分

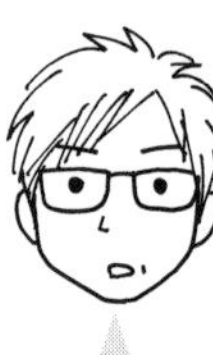

保護者の声

もう少し頑張らせたら、「ふつう」になるはず

「運動会でやるクラス対抗の大縄がうまく跳べない、1時間猛勉強しても漢字が覚えられない……。だったら、人一倍努力すればいいのに」「何も高望みしているわけではない。『ふつう』でいい。もう少し頑張らせたら、『ふつう』になると思うんだけど」そんなふうにつぶやく保護者がいます。「みんなと同じようにできない」ことは子ども本人にとっても不安ですが、親にとってもとても大きな不安になります。「同じでない」「違い」というのを、「間違い」と感じてしまうところが私たちにはあるからなのかもしれません。

親は「ふつう」に近づいてほしいと言います。そこには「みんなと同じようになってほしい」という願いがあるのです。「ふつう」であることが「適応」や「幸せ」を保証するわけではないということを知っていても、たくさんの「違い」をもつ発達障害やその傾向がある子どもの親は、子どもが孤立したり、いじめられたりしないために、また、親自身も罪悪感や孤立感に打ちのめされないために、「ふつう」を求めるのです。しかし、こうした子どもに「ふつう」を求めて、「私たちに合わせる」指導だけが強調されると、その子の「あるがままの姿」をつぶしてしまいます。子どもたちが「ふつう」でないのは、決して彼らの努力不足のせいでも、意志が弱いからでもありません。彼らはあまりにもユニークな存在なのです。

とはいっても、「彼らに合わせる」視点ばかりの子育ても問題。たとえば、子どもが音に過敏だからといって、年度の途中に静かなクラスに転級するとか、雨の日の外出が嫌いだからといって天気の悪い日は幼稚園に行かせないというのは、子どもに必要な子育てではありません。「彼らに合わせる」という視点は大切です。ただ、その時、**子どもが自立すること、そして他者と一緒に生きていくこと、**これらを妨害していないか検討しましょう。もし、こうした目標を妨害する行動であれば**「私たちに合わせる」視点をもって**行動の修正と目標の獲得をめざしましょう。もし、自立や他者との共生を脅かさないのであれば、**「彼らに合わせる」視点**を尊重して、たとえば、譜面を読めなくても耳で聴いた通りバイオリンを弾ける子には、その「あるがままの姿」を尊重するような支援や指導をするのでいいのではないでしょうか。子どもへの指導や子育ての目標は「ふつう」や「みんなと同じ」ではないのです（36〜37ページ参照）。

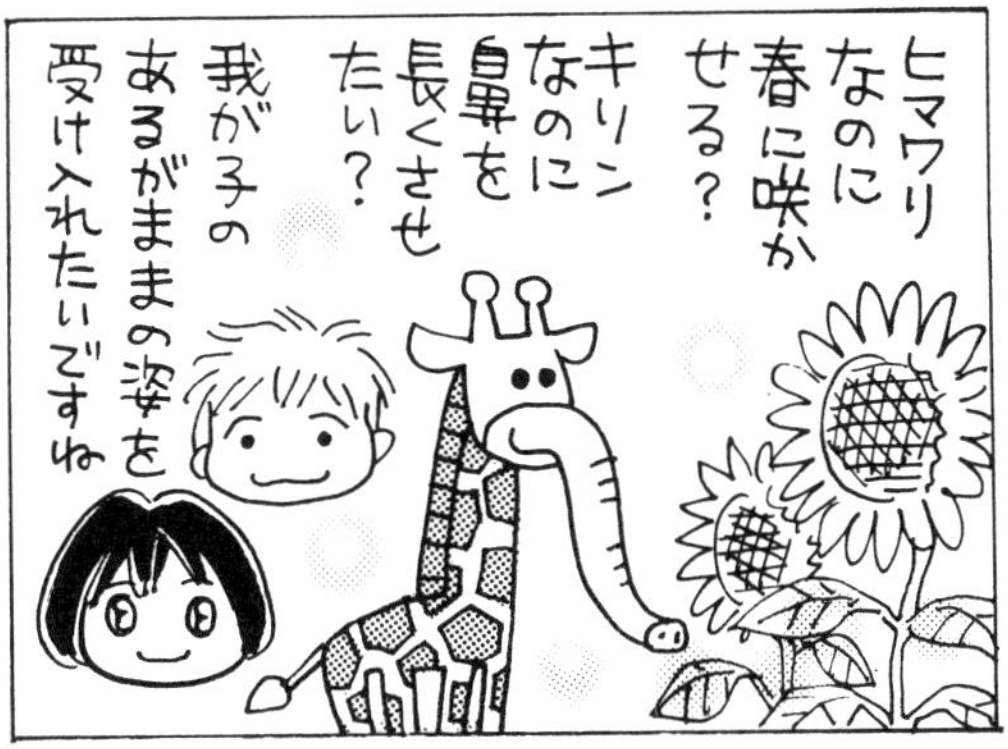
ヒマワリなのに春に咲かせる？
キリンなのに鼻を長くさせたい？
我が子のあるがままの姿を受け入れたいですね

COLUMN 16

事件を起こしてしまうかも!?

子どもがアリをつぶしたり、チョウの羽をもいだり、ネコのしっぽを強く引っ張ったり、カメの甲羅の中に物を入れようとしたり……はたから見ていると、とても残酷なことを小動物にしているように見えます。「このままいったら、傷害事件や殺人事件を起こしてしまうかしら」と心配になるでしょう。

こうした行動をとるからといって将来猟奇的な事件を起こすとは限りません。発達障害やその傾向がみられる子どものこうした行動の中には以下のような心理が隠されていることがあります。

●自分の中に生じた特別な興奮（性的興奮も含む）を何度も体験したい。
●アニメや漫画で見たシーンを自分で再現してみたい。
●自分が起こした行動の結果に興味がある。
●実感できない「死」というものを自分の目で確認したい。
●自分に関心をもってもらいたい（何やってるの！　と声をかけられたい）。

曖昧さをそのままにしておけない心理、実験をして納得するまでとことん確かめたいという感覚が背景にはあるようです。こうした心理や感覚は、人類にとって大切な発見や発明を生み出す力でもあります。しかし、半年以上も繰り返し、残酷さがエスカレートしたり、本人の興奮の度合いが常軌を逸していたりしたら、専門家に相談してみましょう。何らかのストレスが隠されているかもしれません。

COLUMN 17

先取り学習しておくといいかしら？

「みんなについていけるように」という思いから、小学校に入る前にひらがなを書けるようにしたり、足し算や引き算ができるようにしたりと、学習の先取りをしておきたいと考える保護者は少なくありません。実際に、発達障害やその傾向がある子どもたち向けの就学前学習支援を行っているところがあります。ただ、そうした先取り学習をするにあたり、次のことは心にとめておいてください。

- 先取り学習は、貯金とは違います。たくさん先取りしたからといって学校生活にゆとりができて、学習がスムーズにすすむとは限りません。子どもの中には、「もう知ってるもん」と、授業に興味をもてなくなってしまうことがあります。
- 先取り学習をしすぎると、就学前に「どうせできない」という感覚や「勉強は負担」という感覚ばかりを強めてしまいます。
- 学習の過程で、子どもがどんなことに興味があるか、どんなふうに学習することがこの子に合っているかを理解しておきましょう。
- 学習の成果をあげる以上に、集団に対して安心感をもてるような体験を提供しておきましょう。
- 自分ができること、自分の得意なことに気づけるような機会を提供しておきましょう。

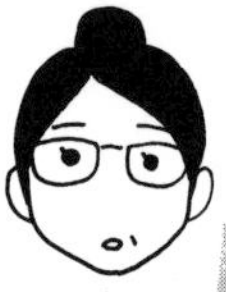

保護者の声

やっぱり専門家のところへ行かないといけない？

「専門家のところへは、やっぱり行かないといけないかなあ。行って、障害というラベルを貼られたらどうしよう。学校生活や将来とか、どうなってしまうんだろう」「もっと早く来ないといけなかったなんて言われるだろうか」「治らないって言われたらどうしよう。行くのが怖いな」というような声も保護者の心にあります。本を読んだり、インターネットで情報検索したりして、なんとなく「これに似ている」「うちの子もそうなんだろう」とは感じていても、直接専門家から放たれる言葉を受け止めるには勇気が必要なものです。専門家の言葉は、保護者がもっていたい様々な祈りを、いとも簡単に粉砕してしまうことがあるのです。

発達障害にはまだまだわかっていない部分がたくさんあります。そのため、正確な情報を手に入れるのは容易ではありません。小児科医、精神科医、心理士、保健師といった専門家でも最新の情報を把握できていないことがあります。ただ、何人もの子どもや保護者との出会いや継続した関わりの中で、子どもから教えられたり、支援法のアイディアを増やしていたり、子育てを支え合えるネットワークを構築していたりする専門家もいます。

大事なことは、自分に合う専門家を探すこと（コラム18参照）、それから、子ども（保護者自身にも）に合った支援方法を見つけること（コラム19参照）です。また、診断というのは、子どもの個性や、子どもへの期待や幻想を否定するようにみえるかもしれませんが、①「困った子」にみえる子どもがどのような「困っている体験」をしているかを知る入り口に立つことができる、②発達障害は親の責任で生じているのではないことを明らかにしてくれる、③参考にできる子育てや適した支援方法に気づくのを助けてくれる、というメリットもあります。

「診断」の断は「断面」の断であって「断定」の断ではないという理解を共有しませんか？　子どもには、「診断」された側面以外にも、多数の側面があるのです。その中には、相互に矛盾するような性質もあるでしょう。どの面が正しいか、どの面が本当か、そんなことを考えることはありません。どの面も子どもの一面なのだと理解していきましょう。人間関係によって、場面によって、発達段階によって、異なるいろいろな面が新しく生まれてきて、それら全部が目の前の「子ども」をつくっているのです。

COLUMN 18

こんな専門家はNG

●親の責任ばかり主張する人

「親の育て方が間違っている」「親のせい」と言う専門家がいたら、何が間違っているか具体的に聞くこと。発達障害を適切に理解せずに、「困った子」「困った親」という視点しか持っていない専門家の専門性はあなたの役に立たないかもしれません。

●悲観的予言者

「この子は将来大人になってもできないですよ」と子どもの成長を信じないで悲観的なことを「予言」するように言い放つ専門家は、データや数字にこだわり、目の前の唯一の存在である子どもを見ることを忘れているかもしれません。

●根拠ないまま形式的に励ます人

「大丈夫」「気にしないほうがいい」と発言をする専門家の言葉で一時的には気持ちが楽になるでしょうが、根拠を確認すること。もしかしたら、ただ、保護者の辛い気持ちに寄り添うのが苦手なだけかもしれません。

●親のニーズより専門性を優先する人

専門家が得意としていることを一方的に押しつけてくるのは、支援を求めている親や子どもの主体性を脅かし、無力感と不安感を膨らませてしまうだけです。

●救済者イメージに酔っている人

「なんでもやってあげる」「私でないとだめ」というような専門家は、子どもや親の主体的な力を軽視し、気がつくと、親も子どもも過剰に依存させ、もっと無力にさせてしまうかもしれません。

COLUMN 19

支援のいろいろ

発達障害やその傾向がある子どもへの支援には様々なものがあります！

●筋力に焦点をあてたもの　筋緊張と弛緩の練習や体幹を鍛えることで姿勢を整え、集中力や身体の自己コントロール力を育成します。

●行動に焦点をあてたもの　応用行動分析（ABA）といわれるものは、特定の問題行動の修正と適応行動の学習に効果があるといわれています。

●思考やコミュニケーションに焦点をあてたもの　認知行動療法（CBT）は子ども向けにも開発され、考え方や感じ方に影響を与え、適応を助けてくれます。

●学習に焦点をあてたもの　各子どものもっている学習障害の特徴に合わせた学習支援を行い、学校適応や自尊心育成をサポートします。

●人間関係に焦点をあてたもの　信頼関係や安全感をもてる環境を通して、個性を重視し、自己評価を高めたり、自己受容を促進したりするのを助けます。

●医学的に「症状」というものに焦点をあてたもの　日常生活や学校生活を脅かす症状に対して抗不安剤や抗うつ剤、抗精神病薬などを用いて症状緩和をこころみ、生活の質を高めます。

当の子どもや保護者という個人を対象としたものだけでなく、「きょうだい」を対象とした支援、家族全体を対象とした支援、また学校や地域を対象とした支援もあります。どれかひとつの支援だけではなく、子どもや保護者、生きている環境の特性、そして年齢を考慮して支援法を組み合わせていくこともできます。

保護者の声

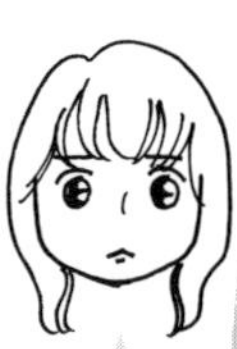

障害児を育てていたら、自分の人生を楽しんではいけない？

「美容院に行ったら、近所の人に『お子さんは？』って言われた。美容院に行く時間があったら、子育てしなさいってこと？　旦那は気にしすぎって言うけど……」「障害のある子どもを預けて、自分のためにショッピングしたり、アイドルのコンサートに行ったりするのはいけないことなのだろうか？」そんなことを考えてしまう保護者もいます。障害のある子どもをもった親は、髪を振り乱して子育てにすべてのエネルギー、お金、時間を傾けて生活しないといけないのでしょうか？　こうした親は、自分のキャリアや趣味、自分のための時間をもつことをあきらめないといけないのでしょうか？　このような思いで自己実現をあきらめようとしているのは、母親に多いようです。子育ては女性だけの責任ではないのですが。

子育ての過程は親が自己実現や欲求を否認し続けないといけない期間ではありません。障害のある子どもをもったとしても、その親は様々な面をもって生きています。たとえば、「地区大会に出場するサッカー部の弟の親」「闘病中の舅を介護する嫁」「自分に期待をしている老親の娘」、それらに加えて「ヨガのサークルのメンバー」「アイドルグループの熱狂的ファン」

「大学時代から勉強していたアロマセラピーの講師をめざす自分」などというように。**親は決して「障害児の親」だけを生きているわけではない**のです。もちろん、未熟な子どもに親として「すべきこと」はあります。時に、親として「すべきこと」と個人として「したいこと」の間で葛藤をするでしょう。そんな時は、「義務」や「権利」ではなく、「責任」という視点をもって、「今の私は、この場面でどんなふうに責任を果たせるかな」と考えてみてください。人の力を借り、ＳＯＳを出すということも、親として果たせる責任のひとつです。「義務」や「権利」を主張するよりも、「責任」を意識して「すべきこと」「したいこと」のバランスをとっていくことが、親を成長させてくれるように思います。

　障害のある子どもがいるから、人生を楽しんではいけないということはありません。もし、「周りのほうが心配しているのに、あの親は気楽そうで……」などと言われたら、**「『すべきこと』も『したいこと』も大切にして、この子への責任を果たしていこうと思ってます」**と答えられたらいいなあと思います。心の中でつぶやくだけでもいいけれど。

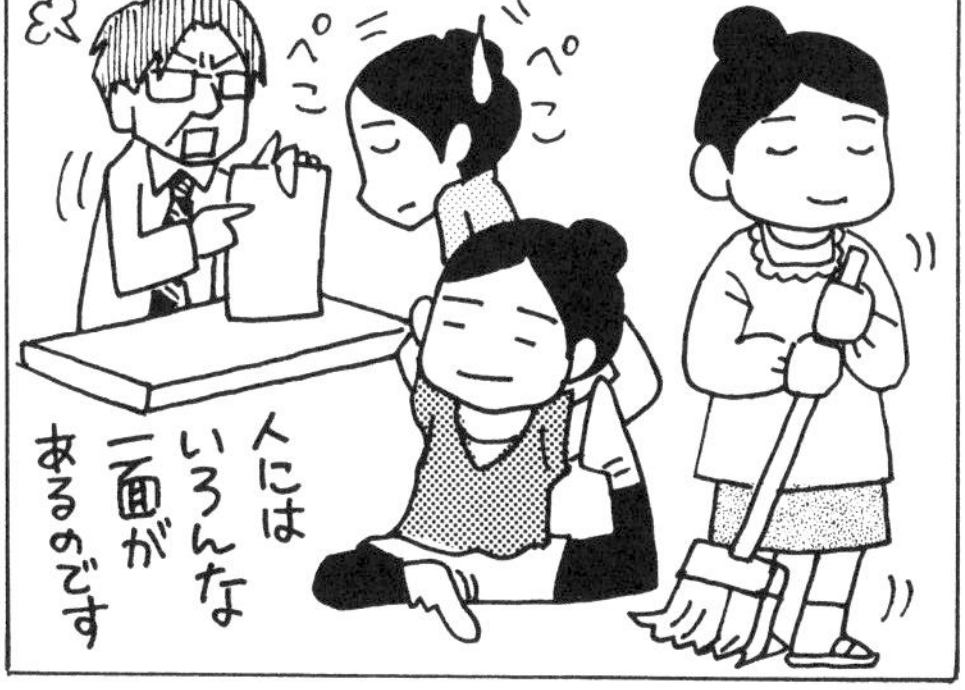

COLUMN 20

お母さん、閉じこもらないで！

「子どもはやっぱりお母さんがいいのよ」「子どもがかわいそう」という周囲の言葉が、どれだけたくさんの親の心の自由と行動の自由を奪ったことでしょう。

もちろん、親の存在は子どもにとって大きいです。だからといって、親が「したいこと」を封印して、子どものために「すべきこと」だけをして生きていかねばならないわけではありません。「この子は迷惑をかけているから、自分のことは我慢しないと」と言う親もいます。でも、そんな自分で子どもに温かく向き合えますか？　そんな自分があるがままの子どもを受容できますか？

育てにくい子どもを育てる親は、特に強いストレスを体験しています。そうしたストレスが虐待や家庭内暴力の土壌をつくってしまうこともあるのです。

一人で悩んでいたならば、専門家に少し話を聴いてもらったり、何回かカウンセリングを受けてみるのもいいでしょう。子育てする「親」としてだけでなく、いろいろな自分の面について理解してもらえ、元気づけられます。子どもと少し距離をとることも自分に許しましょう。実家の親や友人に子どもをみてもらったり、日帰りショートステイに預けたりして、「レスパイト支援（レスパイトとは『一休み』という意味）」を活用する方法もあります。

こうした境遇の親に、「お母さん、閉じこもらないで」「子どものことは、みているから、心配いらないよ」というような声をかけていける社会にしていきたいですね。

COLUMN 21

この子たちの未来って？

「彼と働いていると、いつも驚かされることばかりですよ。この間は、カルテを『アイウエオ順』に並べかえてって頼んだら、ア行しか揃えてないんですから！」 当の彼は、「五十音順って言ってくれれば、やりましたよぉ」と真面目な顔で一言。この職場は、毎日独特な驚きと笑いに溢れているようです。

「当の彼」は、発達障害の特性を抱えながら働いている社会人です。確かに彼の存在は職場に緊張感をもたらすこともあるようですが、彼にしかできないあり方で責任を果たし、職場に和やかな刺激や笑いを提供していることも事実のようでした。

発達障害を抱えていても、就職できるし、働き続けることも可能だし、結婚することもできます。彼らは、幸せに生きていくこともできるし、他者を幸せにすることもできるのです。

発達障害を抱える青年たちが、社会で適応するうえで重要なことは二つあるように思います。ひとつは「自己理解」。あるがままの自分を理解し、補わないといけない部分があることを認識するとともに、自分の強みやユニークさを理解していることです。もうひとつは「周囲の理解」。この職場には、自分と異なる他者をあるがままに理解し受け入れようという空気がありました。こういう空気はユーモアと忍耐を生みます。確かに職場では大変なこともたくさんあるでしょう。でも、ひとりのユニークな存在を切り捨てたり、否定したりするのではなく、ユーモアを交えて、そのひとりから学び、忍耐強くコミュニケーションの工夫をしていくことで、ともに生きる力、多様性を受容する力を育てていくことができるのです。

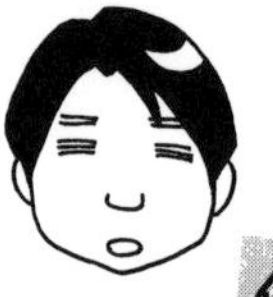

保護者の声

きょうだいに申し訳ない

「きょうだいに申し訳ない。いろんな我慢をさせているから」「親が死んだら、きょうだいに面倒をみてもらいたいっていうのは勝手だろうか」「弟の障害のことがわからないのか、兄なのに冷たい」　健常なきょうだいのことをそんなふうに思って心落ち着かない保護者がいます。

多くの保護者は、「育てにくさ」のある子どものほうに多大なるエネルギーや時間をかけて毎日を過ごしています。そのため、きょうだいたちに時間をかけられなかったり、向き合えないでいることに心の隅で罪悪感を抱えています。また、一方で期待もします。「あなたは問題を起こさないでよ」「心配かけないで」「きょうだいなんだから優しくして」と考え、きょうだいに何かあれば、「あなたまで、なんでよ」と愚痴ってしまうようなことがあります。

きょうだいたちの中には、親の負担を見て、「自分はいい子でいないと」と我慢をしていたり、もっと甘えたいという気持ちを抑制して「孤独感」や「嫉妬」を抱えている子もいます。親の期待を背負い、「家族内の救済者」として生きることが自己実現だと思っているきょうだいも少なくありません。親や障害のあるきょうだいに対して、「ずるい」という思いから、「怒り」や「不公平感」をもっていることもあります。

こうしたきょうだいはしばしば、障害のある子の「あるがままの姿」に、家族の中で最もよく気づけている存在です。できないことばかりでなく、どんなことができるかを一番知っているのはきょうだいだったりします。彼らは、障害がある子の**「あるがままの姿」とあるがままに関わる力をもっています**。「障害があるから」「かわいそうだから」を前提とした関わりでなく「きょうだいだから」という関わりで、当たり前にけんかし、仲直りをして生きていくのです。こうした関わりは障害のある子どもの成長、また、きょうだいの成長において重要なものです。ですから、親は、きょうだいの「あるがまま」に関わろうとする力を妨害しないようにしましょう。

保護者ときょうだいの心を楽にし、適応を助ける**5つの共有**（コラム22参照）というのがあります。家族の間でできるものです。試してみてください。

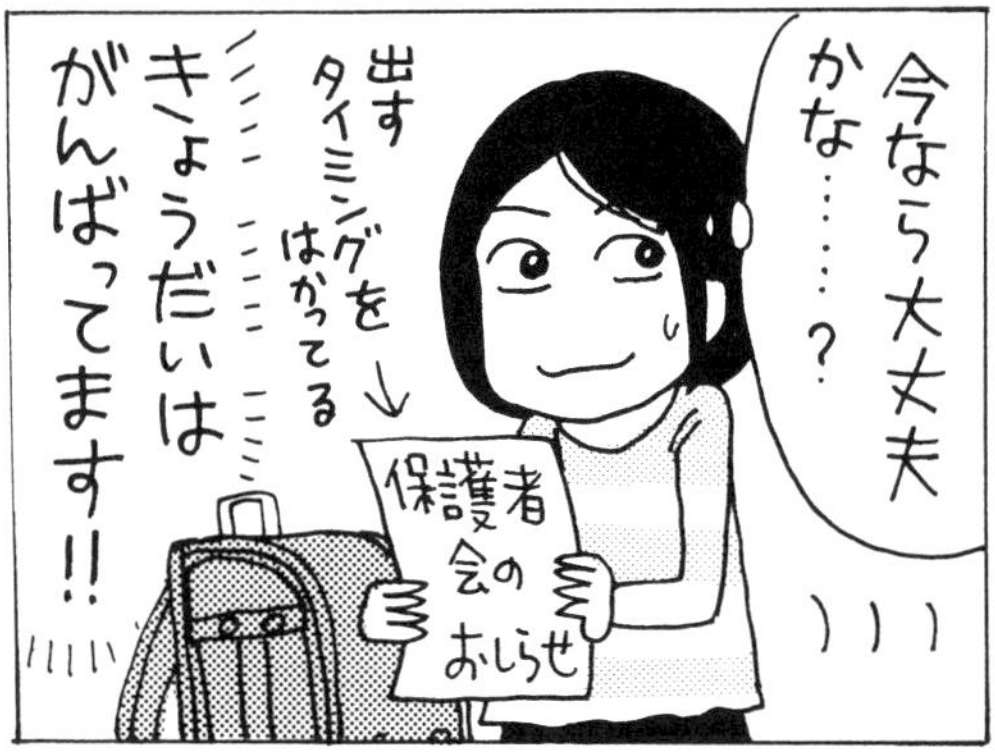
今なら大丈夫かな……？
出すタイミングをはかってる
保護者会のおしらせ
きょうだいはがんばってます!!

COLUMN 22

家庭でできる「きょうだい支援」—5つの共有—

何をどういう順番に共有するかは、きょうだいの年齢や状態、理解度によっても異なります。（前川あさ美『つなぐ心と心理臨床』参照）

●障害についての知識の共有

「自分のせいでお兄ちゃんは障害になった」「妹が学校行けないのは自分が悪い」と思い込んでいるきょうだいがいます。「自分もいつか、こんなふうになるの？」と不安になっていることもあります。正確な知識は罪悪感や不安からきょうだいを解き放ちます。子どもの年齢や状態を考慮し、誤った思い込みの修正と不要な不安を軽減するのを目標に説明します。

●保護者の気持ちの共有

子どもは親の顔色を正確に読み取ります。親が苦しんでいるのに口では「大丈夫」と言っていると、きょうだいも自分の正直な気持ちを表現しにくくなります。親自身がまず、自分の経験している様々な気持ちに正直になり、どんな気持ちも感じてはいけないものではないことをきょうだいと共有します。

●きょうだいの気持ちの共有

「ずるい」「はずかしい」「私はしっかりしないと」という気持ちは、抑え込んだり否定したりしなくていいことを伝えます。気持ちを受け容れてもらうと、きょうだいは、自分という存在が受け容れられているという感覚をもてるようになり、勇気づけられるのです。

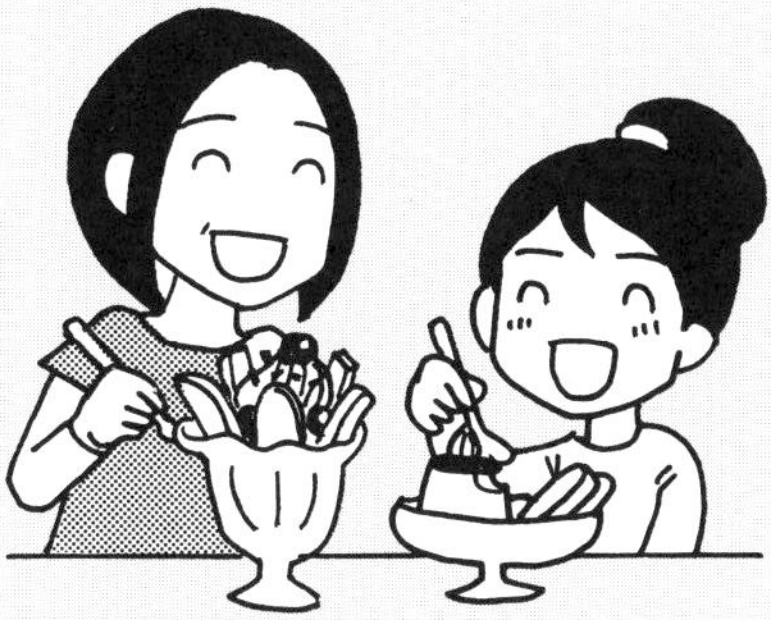

●きょうだいと保護者の時間の共有

ふたりだけで買い物をしたり、映画を見に行ったり、ファミレスでスイーツを楽しんだりするといった、親ときょうだいだけが一緒に過ごす時間を共有します。

きょうだいは、親が通院したり、知識を得るため講演会に行ったり、学校と連携したりと忙しい毎日を送っていることに気づいているため、負担をかけてはいけないなどと思っていることがあります。きょうだいが親を独占する時間は、親のほうから声をかけてつくるようにしましょう。そのために、障害のある子どもをみてもらえる人間関係をいくつかつくっていくことが必要です。

●きょうだい独自の人生を尊重することの共有

「お兄ちゃんがいるから、友だちを家に呼べない」「みんなみたいに、家でお誕生会を開くのはあきらめないと……」と考えているきょうだいがいます。また、自分がやりたいことを我慢して親の力にならないとと思っている子たちもいます。遠慮せずに、自分が望んでいることを声にしていいと励まし、将来も、たとえば、地方の大学に行ったり、留学をしたりという自分の生き方を実現していっていいと伝えていきましょう。きょうだいが自分らしく生きることを認めていきます。

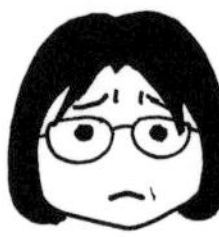

保護者の声

疑うことを教えるなんて……

「人を疑うことを知らないというのも危険ですよね。社会に出たらどうなるんだろう。世の中には信じてはいけない人もいるし、常に私がそばにいて守ることもできないだろうし。人を疑うことを教えないといけないかしらね……」そんなつぶやきを聞いて、保護者と一緒に「ううむ」と悩んでしまうことがありました。

子どもが事件を起こすようになることを恐れるのも保護者だけれど、事件に巻き込まれ、被害者になることも恐れるのが保護者です。特に、子どもがこれから社会に出るという時期になると、保護者のこの不安は一層大きくなります。

発達障害やその傾向がある子どもの中には、幼少期からいじめにあい、他者に不安感や不信感を持っている子もいますが、安全で守られた環境の中で成長し、人を疑うことを知らないまま成長している子もいます。ある保護者は**「守るばかりが子育てではない」**と、社会に出ていこうとする子どもを見ながらおっしゃっていました。残念ながら、この社会で生きていくには、子どもに「疑う」力をつけることも必要だと気づかされるのです。子どものそばで親が子どもを守り続けることはできないからです。「世の中には信頼できる人ばかりではない」、この当たり前で、とても残念な事実をどうやって子どもに教えたらいいでしょう。

ある保護者に、「困った時に『助けて』って言える人を見分ける方法」をたずねられたことがあります。むずかしいですよね。私たちだって、絶対にだまされないなんてことはないのですから。相手を「信頼できるかどうか」は短時間でわかるものではないのです。ある親子は、子どもがひとりの時に、他者に誘われたり声をかけられたりしたら、返事や行動をすぐにせず、必ず保護者に相談してから対応をする、というルールをつくっていました。また、「予防としての行動」（①近所に子どもの特性を話して理解してもらう、②危険性の高いことはしない、たとえば、夜道をひとりで歩かない。お金を貸借しない。怒鳴っている人のそばには行かない、など）を理解させたり、「危機時の防衛行動」（たとえば、大きな声を出す。人に助けてと叫ぶ。交番に走る、など）を日ごろから練習しておくことで**「自分を守る力」**を身につけていくようにしましょう。

あとがき

私だけではなかったんだな、いろんな子がいるんだなあ、うちの子も苦労していたんだ、もっと保護者に寄り添わないとなあ、まだまだ試せそうなことがあるわ、そんなふうに、読みながら思っていただけたでしょうか。

「はじめに」で書いたように、発達障害やその傾向があると言われる子どもたちはひとりひとり異なる体験をしています。ですから、理解できることが多少増えたとしても、決して「理解したつもり」にならないよう注意をしてください。**「理解できていない」ことがまだまだあるんだということを理解できている**ことが、彼らと一緒に生きていくことを助けていくのだろうと思っています。

こうした子どもたちの特性は、必ずしも彼らの生きにくさや生きるうえでの障害とはならないこともあります。発達障害やその傾向がある子どもたちは、自分について理解できたことを、どうか信頼できる人と共有してください。「異常」「おかしい」「ふつうじゃない」というレッテルを貼らずに、この世の「多様性」に目を向ける機会を私たちに与えてください。私は、どれだけあなた方の生き方から、多様性について学び、成長という変化に感動し、支援のアイディアを創り出すのを助けてもらったことでしょう。あなた方がもっている力と私たちの力を合わせることで、今ある人間関係や文化をもっと豊かにできることに気づいてください。保護者の皆さんには、自分を責めたり、子どもをあきらめたりしなくていいということに気づいてほしいと思います。子どもがもっている力に気づき、それらを信じていきましょう。彼らの生きる力、成長する力、失敗から学ぶ力がきっと絶望と迷いのトンネルからの出口へと導いてくれます。決して「ひとりぼっち」にならないでほしい、それが子どもたちと保護者たちに対して願う気持ちです。

さて、本書で、子どもと保護者たちの声や体験をわかりやすく伝えるのを助けてくれた、私の大切なパートナーがいます。ひとりはイラストを担当してくださったたちばなかおるさんです。彼女との出会いは、彼女の『ダウン症児の母親です！』という本のための対談でした。対談は、大学の私の散らかったオフィスで行われました。数時間の半分以上は涙と鼻水でびしょびしょの彼女だったので、オフィスの湿度が一気にあがりました。でも、最後にからりと微笑んで、確実に10歳以上若く見える私の似顔絵を描いて見せてくれた瞬間、オフィスも私もからりとなりました。彼女はとても魅力的で興味深い人です。それは彼女がたくさんの顔をもっていて、どの顔もあるがままに楽しみ、苦労し、大切にしながら正直に、不器用に生きていらっしゃるからかもしれません。今回、イラストを快く引き受けてくださったことに心から感謝しています。彼女のイラストのお蔭で、ずいぶんと子どもや保護者の様子が伝わりやすくなったと思います。もうひとりは、編集者の岡部奈央子さんです。専門用語に溢れそうになる文章にダメ出しをしてくださったり、ぐだぐだと説明しすぎる私の癖をなおしてくれたりしながら、子どもたちへの理解を少しでも広げていきたいという私の強い思いに常時寄り添ってくださいました。

原稿の半分ぐらいは、当時闘病していた義母の部屋で、義母が眠っている間に、ベッドの横で書きました。義母は途中目が覚めても、私がパソコンに向かっているのを黙って興味深げに眺めていることがありました。何を書いているか楽しみにしており、できあがったら読みたいと言っていましたが、原稿が仕上がる少し前に他界しました。今からでも、義母にこれを献本したいと思います。また、私の臨床活動を常に応援してくれた夫、息子、娘にも心から感謝したいと思います。ありがとう。

最後に、たくさんの声を、そしてエピソードを教えてくれた子どもたち、保護者たち、支援者たち。皆さん、ありがとうございました。命が続く限り、彼らと保護者の理解を広げ、次の世代につなげていくための行動を続けていきます。

2016年5月

前川あさ美

読みやすい関連図書と参考になる資料

杉山登志郎（2000）『発達障害の豊かな世界』 日本評論社

竹内吉和（2014）『実践　発達障害を乗りこえる　自分らしさを見つけて育むワークノート』 幻冬舎ルネッサンス

ノットボム，エレン　香川由利子訳（2012）『自閉症の生徒が親と教師に知ってほしいこと』 筑摩書房

東田直樹（2007）『自閉症の僕が跳びはねる理由』 エスコアール

フランクル，ヴィクトール　山田邦男・松田美佳訳（1993）『それでも人生にイエスと言う』 春秋社

前川あさ美（2007）『つなぐ心と心理臨床』 有斐閣

前川あさ美企画（2014）　まもるリュック　iPad アプリ
（制作：川口吾妻、坪沼真理、小笠原たけし　北村弥生　協力：一般社団法人　福祉芸術支援協会）

前川あさ美（2015）『災害と発達障がい』
PDF 版
http://www.rehab.go.jp/ri/fukushi/ykitamura/data/saigai_maekawa_270121Win.pdf
あるいは、
http://www.rehab.go.jp/ri/fukushi/ykitamura/kitamurayayoi.html
マルチメディア DAISY 版
マルチメディア DAISY 版（ルビなし）（35MB）
マルチメディア DAISY 版（総ルビ付き）（35MB）
※ DAISY とは……印刷物を読むのが困難な人のために文字・音声・画像を同時に再生してくれる情報システムのこと。文字の色を変えながら、音声で読みあげてくれます

吉田友子（2009）『改訂版 高機能自閉症・アスペルガー症候群「その子らしさ」を生かす子育て』 中央法規

涌井　恵編（2015）『発達障害のある子とUD《ユニバーサルデザイン》な授業づくり　学び方にはコツがある！　その子にあった学び方支援』 明治図書

前川あさ美（まえかわ・あさみ）

東京女子大学現代教養学部人間科学科心理学専攻教授。臨床心理士。大学の心理臨床センター、ならびに都内のカウンセリングセンターで臨床活動中。東京大学教育学部教育心理学科卒業。同大学大学院進学。途中、アメリカアイオワ大学大学院留学。帰国後、東京大学大学院教育学研究科教育心理学専攻博士後期課程単位取得退学。
著書に、『つなぐ心と心理臨床』（有斐閣）、『学校・地域で役立つ 子どものこころの支援　連携・協働ワークブック』（編著、金子書房）、『災害・危機と人間』（共同責任編集、新曜社）などがある。

イラスト　たちばな かおる

「心《こころ》の声《こえ》」を聴《き》いてみよう！
発達障害《はったつしょうがい》の子《こ》どもと親《おや》の心《こころ》が軽《かる》くなる本《ほん》

2016年５月25日　第１刷発行
2021年10月18日　第２刷発行

著　者……………………前川《まえかわ》 あさ美《み》

KODANSHA

発行者……………………鈴木章一
発行所……………………株式会社 講談社
〒112-8001　東京都文京区音羽2-12-21
編集　☎03-5395-3560
販売　☎03-5395-4415
業務　☎03-5395-3615
装　丁……………………村沢尚美（NAOMI DESIGN AGENCY）
本文デザイン・組版……朝日メディアインターナショナル株式会社
印刷所……………………株式会社新藤慶昌堂
製本所……………………株式会社国宝社

ISBN978-4-06-220053-0